自疗有方——

手足耳按摩
轻图典

臧俊岐 ◎主编

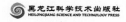
黑龙江科学技术出版社
HEILONGJIANG SCIENCE AND TECHNOLOGY PRESS

图书在版编目（CIP）数据

手足耳按摩轻图典/臧俊岐主编.--哈尔滨:黑
龙江科学技术出版社，2018.4
（自疗有方）
ISBN 978-7-5388-9518-6

Ⅰ.①手…　Ⅱ.①臧…　Ⅲ.①手－按摩疗法(中医)－
图解②足－按摩疗法(中医)－图解③耳－按摩疗法(中医
)－图解　Ⅳ.①R244.1-64

中国版本图书馆CIP数据核字(2018)第015773号

手 足 耳 按 摩 轻 图 典
SHOU ZU ER ANMO QING TUDIAN

主　　编	臧俊岐
责任编辑	曹健滨
摄影摄像	深圳市金版文化发展股份有限公司
策划编辑	深圳市金版文化发展股份有限公司
封面设计	深圳市金版文化发展股份有限公司
出　　版	黑龙江科学技术出版社
	地址：哈尔滨市南岗区公安街70-2号　邮编：150007
	电话：（0451）53642106　传真：（0451）53642143
	网址：www.lkcbs.cn
发　　行	全国新华书店
印　　刷	深圳市雅佳图印刷有限公司
开　　本	685 mm×920 mm　1/16
印　　张	13
字　　数	120千字
版　　次	2018年4月第1版
印　　次	2018年4月第1次印刷
书　　号	ISBN 978-7-5388-9518-6
定　　价	39.80元

　　城市生活节奏快，人们行色匆匆，时间总是不够用。时间都去哪儿了？时间被工作、家庭、娱乐、社交等给占有了。一旦忙起来，三餐总是顾不上，作息时间也会颠倒，体力透支也是常事。体力长期透支的结果，必然是健康状况的恶化。近年来，"看病难，看病贵"的现状使得不少人讳疾忌医。

　　为自己的健康负责，除了要讲究有规律的生活外，还需要掌握基本的医疗知识和医疗手段。人体是一个完善的智能系统，具有强大的自愈能力。只是这种自愈能力，一如人的其他潜力，需要去激发，才能发挥出应有的作用。手足耳按摩就是这样一种不吃药、不打针的中医理疗法。通过对手足耳反射区和穴位的刺激，调整人体功能，增强免疫力，从而达到防病、治病、保健、强身等目的。

　　本书组合了手、足、耳三部位的按摩方法，按不同人群、不同病症进行分类，根据中医同病异治、异病同治法则，结合辨证施治的原理，达到防病治病的效果。书中印有手足耳三部位的按摩区域、穴位或点，读者可以看着这些彩色大图随时查阅，对症操作，非常的方便。本书把常见疾病的治疗和日常保健分门别类地列出来，对每一个病症的治疗和保健都配有定位和操作的详细文字、图片，使按摩的选穴配穴简单易行，即使您对按摩一窍不通，也能一看就懂，边看就能边操作。

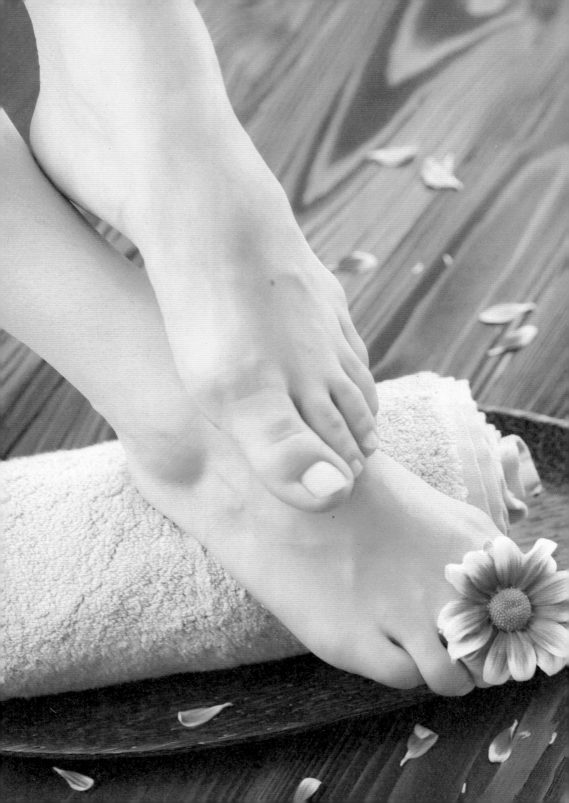

目录 **CONTENTS**

第①章

人体妙药手足耳，你用对了吗

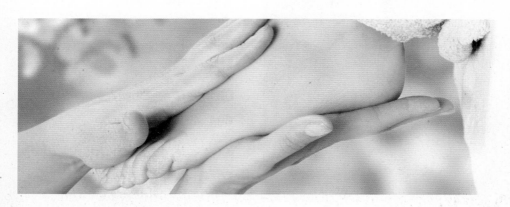

目录 CONTENTS

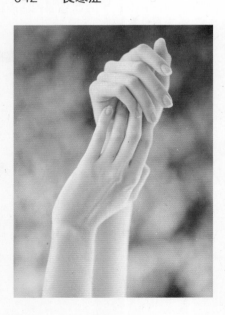

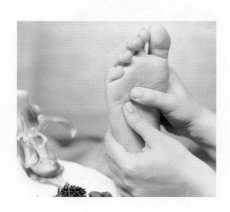

目录 CONTENTS

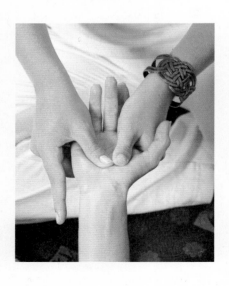

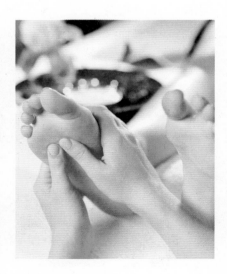

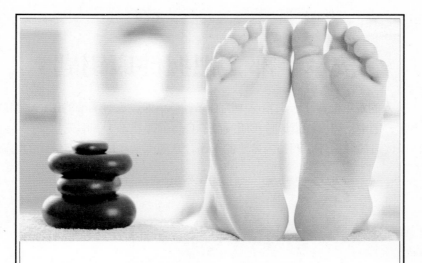

人体妙药手足耳，
你用对了吗

手足耳是人体的"缩略图"。当人体的器官或脏腑出现问题时，会在手足耳相应的穴位和反射区有所体现。本章详细介绍了如何观手足耳诊病、按摩的细节、按摩的适应证和禁忌证、具体的按摩手法等。如果你懂得有效地刺激手足耳反射区，不用吃药便可以防治疾病，强身健体。

按摩手部，把握健康钥匙

人的双手汇集了十二经脉中的 6 条经脉。通过观察手部的形态、颜色、手指、指甲，可以知道该位置所反映的身体健康状态。闲暇无事捏捏手部，可以促进血液循环、调整内分泌的平衡，从而保持身体各个系统间的协调。

手部——人体的外在"大脑"

《黄帝内经》里说到，手是阴阳、经脉、气血汇合的重要部位，而人体生命力的强弱与手也有密切关系。手贯通十四经气，分布着众多病理反应点。手上不仅循行入手三阴经（手厥阴心包经、手太阴肺经、手少阴心经），还循行出手三阳经（手阳明大肠经、手少阳三焦经、手太阳小肠经）。手三阴经由胸走向手，与心、肺等胸部内的器官密切相关，手三阳经从手走向头，与头面部、大脑各器官直接相关。

人体脏腑的病变都能在手上得到相应的反映。患有脾胃疾患的人，手掌硬直而瘦，食指的甲弧影呈勺型、粉红色；患有肝胆疾病的人，手掌面呈黄色；呼吸系统有问题的人，甲弧影呈青色；肾功能不健全的人，指甲灰暗、黑滞。经常按摩双手，有改善血液循环、防病治病的作用，如经常擦手背可以改善脊柱功能；按揉神门穴可以宁心安神，治疗头痛、神经衰弱等。

所以说双手与全身各部位器官、组织有着密切的联系，是人体的外在"大脑"。

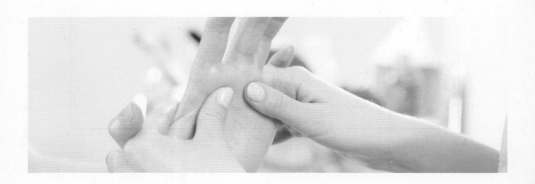

健康的手有哪些特征

皮肤：由于手背及指背的皮下有少量疏松的脂肪组织，所以手背及指背的皮肤比其他部位的皮肤薄。手指掌侧及手掌的角质层比较厚，而且皮下有较厚的脂肪垫，所以比手背的皮肤粗糙。双手整体皮肤光泽、红润、有弹性，是健康的一种体现。

外形：手可分为手腕、手掌、手背、手指四个部分。健康的手一般整体对称，手形圆润饱满，五指挺直且可并拢，指尖圆秀、健壮，指甲生长速度快，而且富有弹性，并且呈健康的桃红色。

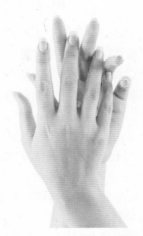

骨骼：手部骨骼主要由腕骨、掌骨、指骨组成，共27块。腕骨连接小臂的尺骨、桡骨与手部的掌骨；掌骨近端为掌骨底，与腕骨相连接；远端是掌骨头，与指骨连接。指骨共有14节，除拇指指骨为2节外，其他各指均为3节。指关节圆润是健康的一种体现。

如何观手诊病

观手形

手掌肌肉弹性差，多容易疲劳、困倦，精力欠佳。

手掌软薄无力，多精力衰退，体弱多病。

手掌硬直而瘦者，提示可能患有脾胃疾患，多为消化系统功能减退的征象。

大鱼际处青筋鼓起，则表示脾胃虚寒，易患泄泻。若是急性腹泻，则青筋鼓起更为明显。

大小鱼际太过臃厚，提示可能患有高脂血症。

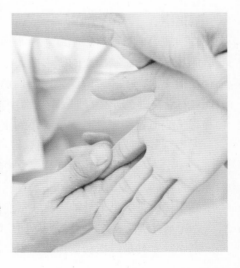

观手色

掌色苍白，青筋暴露且指端发凉，常见于感冒引发的肺部疾病。

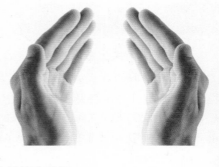

手掌面呈黄色，多表示有肝胆方面的疾病，或贫血、脾虚等疾患。

手掌面呈紫色，多为瘀血表现，若紫色出现在劳宫穴处，多提示有冠心病、动脉硬化、糖尿病等疾患。

手掌面呈红色，多有口臭、咽干、多食善饥等内热证。

大鱼际丘上部的颜色发红，多见于上呼吸道炎症，如急性咽喉炎、扁桃体炎、支气管炎、口腔溃疡等。

小鱼际处发红、色深者称之为肝掌，多数是肝硬化的表现。

观手指

拇指若过分粗壮，其人多性情偏激，易动肝火，有患脑卒中及心脏疾患的倾向；若过于扁平薄弱，其人体质多较差，往往有神经衰弱、头痛、失眠等症状。

食指苍白而瘦弱，提示肝脏功能较差，容易疲劳；若食指偏曲，指尖漏缝，则提示消化系统不健康。

中指与心脏及循环系统的健康状况有关。指直而不偏曲，则心脏功能佳，元气旺盛；反之，则心脏功能差，造血功能也欠佳。

无名指瘦小、柔弱的人，大多肾脏和生殖系统功能较差。

小指太过细小，则易患肠管疾病，如消化不良或排便不畅。

观指甲

指甲短小，且已呈现暗红色，则患上心脏病、脑血栓、脑出血的概率很大。

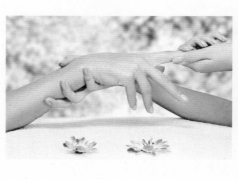

在指甲上，甲弧影的颜色以乳白色为最佳。如果发青，则表示呼吸系统有问题，容易患上心血管疾患。若完全看不到甲弧影，大多有贫血或神经衰弱的症状。

指甲上有横纹，提示有肠胃炎、结肠炎等肠胃疾病。

指甲偏白，多见于营养不良或贫血患者。

指甲呈青紫色或有瘀血点，多见于冠心病、心绞痛患者。

指甲，尤其是拇指和食指的指甲呈浅黑色，提示消化系统有问题。

手部按摩的细节有哪些

按摩的力度决定按摩的效果

肌肉特别厚的部位，或者关节、骨骼、韧带等部位，需用较强的力量进行刺激，但不要用力过猛，以免损伤骨膜。

年老体衰、关节较硬或肌肤娇嫩的患者，不宜进行强刺激。如心脏病患者，在按摩心脏反射区时，不宜过于用力，只需有明显的胀痛感即可。

按摩力度要先轻后重，逐渐增加力度，一直加到被按摩者能承受的最大限度为宜。按摩结束时，用力宜轻。

按摩过程中，若发现被按摩者脸色发白，应立即减轻力度，或暂停按摩，待其恢复正常后，再继续按摩。

按摩时间根据具体情况确定

按摩的时间要根据患者的病情和体质等具体情况来确定，如慢性病或顽固性疾病，按摩时间较长；急性病或病情轻微者，按摩时间相对较短。

严重的心脏病、糖尿病、肾脏疾病的患者，按摩时间最好不超过 10 分钟。每天按摩 1 ~ 2 次，一般病症，10 次为一个疗程。

按摩顺序根据疾病性质决定

按摩的顺序多数是由疾病性质和不同的取穴体系决定，但是一般先左手后右手，以手背→手指→手掌→手腕→前臂为主要顺序。

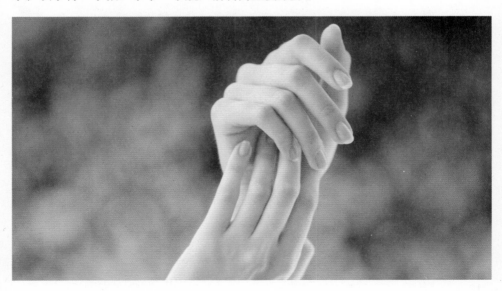

手部按摩的适应证和禁忌证

适应证

1. 各种炎症，如气管炎、乳腺炎、盆腔炎等。

2. 变应性疾病，如变应性鼻炎、变应性哮喘等。

3. 慢性胃肠疾病，如慢性胃炎。

4. 神经官能症，如神经衰弱、失眠、焦虑症等。

禁忌证

1. 手部皮肤有创伤、感染或者患有皮肤病的人不可进行按摩，如湿疹、烫伤或开放性伤口。

2. 沐浴后、剧烈运动后、饮酒后、高热时、女性月经期，均不宜按摩。

3. 患有某种传染性疾病（如肝炎、结核等）的患者，不宜按摩。

4. 严重心脏病、精神病、高血压患者，以及脑、肺、肝、肾等疾病患者均不宜按摩。

5. 各种急症如急性阑尾炎、胃穿孔、急性中毒等患者，不宜按摩。

6. 应避免在过饥、过饱或过度疲劳时做保健按摩，饭前、饭后1小时内不宜按摩。

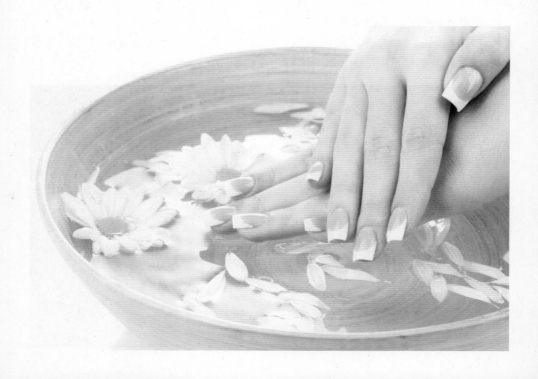

图解 8 种手部按摩法

指摩法

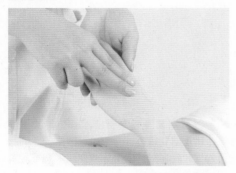

　　医者将一手手指的指关节腹面附着在施术部位，进行有节奏、有规律的直线或环形摩擦。按摩时，手指应当并拢、自然伸直，腕微微弯曲，指关节腹面要贴于施术部位。

指按法

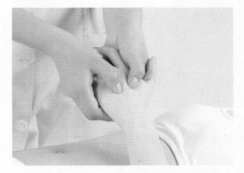

　　医者用一手的拇指指腹按压施术部位，或双手拇指交叠同时施力，按压施术部位。按摩的方向要垂直向下，力度由轻至重，保持稳定而持续的状态。重复按摩 30 ~ 50 次。每次按摩快要结束时不宜突然放松力度，应由重至轻逐渐减小按压力量。

揪法

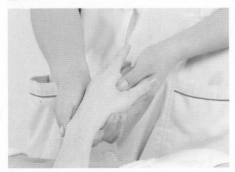

　　医者用拇指和食指揪住施术部位向外牵拉，反复操作数次；或者以食指、中指呈钳形夹住施术部位，向外拔出，反复操作数次。按摩时两指应同时用力完成揪法按摩，注意揪的力量不宜过重，以受术者能承受为宜。

指揉法

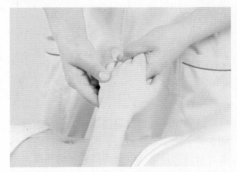

　　医者用拇指指腹着力于施术部位，以一定的力度旋转揉动，达到带动皮下组织的效果；或者用食指、中指贴于施术部位，以一定的力度旋转揉动，达到带动皮下组织的效果。按摩时力度要均匀连贯，作用面积小而集中，之后逐渐扩大范围。

搓法

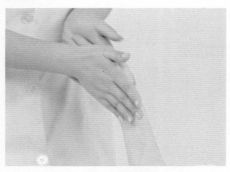

　　医者用两手掌面夹住肢体的一定部位，对称用力做方向相反的来回搓揉动作，即双掌对搓的动作。搓动时动作幅度要均等，施力要对称，用力要适中，不能过重或过轻。应根据实际情况调整搓法的频率，在固定部位搓动，频率可加快。

擦法

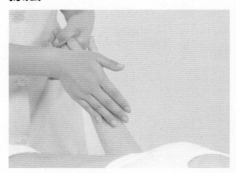

　　医者用掌面着力于施术部位，触于皮表，循于肌肤推擦或摩擦，以产生一定的热量为度。操作时，腕部应伸直使前臂与手掌面接近于同一平面，手指不能上翘，然后将手掌面或鱼际附着在施术部位皮肤上推擦或摩擦。

叩法

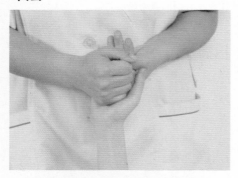

　　医者单手半握拳呈虚掌，以腕部屈伸带动手部，用小鱼际着力，叩击施术部位；或者五指指端并拢，以腕部屈伸带动手部，用指端叩击施术部位。操作时，运用腕部的力量，这样能更好地掌握叩击力度，以免对施术部位造成伤害。

掐法

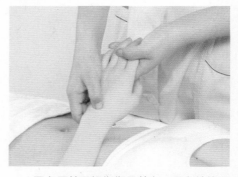

　　医者用单手拇指指甲着力，用力地掐压施术部位；或者用双手拇指同时着力，掐压施术部位。操作时拇指指端置于施术部位后不要再移动，力量由轻至重，再由重至轻，力度以渗透皮肤组织为宜。

按摩足部，保护好"第二心脏"

足部是整个人体的集中反射区，无论是身体的哪个部位出现问题，都会体现在足部相应部位。足部出现的异常情况表明身体的健康状况出现了问题。闲暇无事揉揉足部，可以消除疲劳，缓解病痛，增强免疫力，强身健体。

为什么说足是人体的"第二心脏"

足部具有穴位多、反射区多、位置低、血液少的特点，素有"第二心脏"之称。由此可见，足部在人体上有着非常重要的地位。

心脏的主要任务是推动血液流动，带动全身血液循环，以供应身体各个器官和组织氧气和营养。而足部是整个人体大循环中的折返点。当血液运行到这儿时，又会重新走上返回心脏的道路。因此足部需要像心脏一样来推动血液循环。

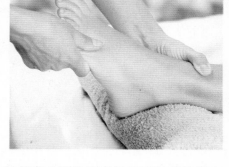

但是，血液从心脏流向足部是容易的，而从足部回流至心脏却是比较困难的，因为足部离心脏的距离最远而且又处于人体的最低位置。所以这时候人体就非常需要足部的神经、肌肉、血管等来发挥其"第二心脏"的作用，帮助推动血液的运行，使之返回心脏。

足部与全身的脏腑器官有着非常密切的关系，足部有很多反射区，这些反射区和人体的脏腑器官相对应，刺激足部反射区有助于改善人体全身的功能，增强免疫力，防治疾病。

经常刺激足部反射区还能够改善足部血液循环，使之真正良好地发挥"第二心脏"的功能，即依靠下肢骨骼肌的张力增高和等长收缩，来挤压下肢血管，迫使下肢静脉中的血液回流至心脏，使体内血管扩张、血流加速、血流量增大，从而促使器官组织新陈代谢，增加组织细胞活性。

健康的足有哪些特征

皮肤

脚底与脚后跟处密布有丰富的血管与经脉，行走时会跟地面接触，为了保护足部健康，这两个地方的皮肤往往会比足背厚。健康的足应是皮肤润泽，白里透红。

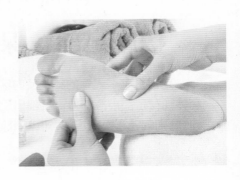

外形

足可分为足掌、足背、足后跟、足趾四部分。健康的足掌、足背曲线柔和丰满，脚趾整齐、柔软有弹性，趾头圆润，且有光泽；足弓正常，弧度匀美。健康的趾甲呈粉红色，表面平滑，有光泽，半透明，甲根部有甲弧影。

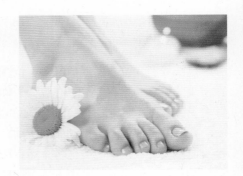

骨骼

足部骨骼由三部分构成，即趾骨、跗骨、跖骨。趾骨除大母趾为 2 节趾骨外，其他四指均为 3 节，跗骨是构成足跟和足面的重要组成部分，跖骨是构成足面上接近足趾的部分，相当于手部的掌骨。健康的足姿是这样的：足跟的骨骼直立，身体重心在正常位置，两脚大小差别不大，走路时两脚持重一致，跨度相等。起足时先提足跟，落地时足跟先着地，两脚平正；俯卧时，两脚尖向内侧倾；仰卧时，两脚尖向外呈 60° 分开。

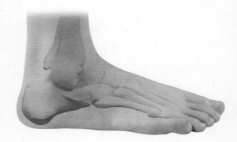

如何观足诊病

观足色

脚掌皮肤发青，提示静脉曲张或脑卒中先兆。

脚掌皮肤发赤，提示多血体质，易患实热证、炎症等。

脚掌皮肤发黑，提示可能有瘀血及肿瘤。

脚掌皮肤发黄，提示患有肝炎、脾病等。

观足型

实型足：五趾向中间靠拢，趾外倾弧度适当且紧并第二趾；趾甲、足弓、掌垫等均正常。此足型的人各脏器功能正常，抗病能力强，不易被外邪侵袭而感染疾病。

散型足：五趾向外散开不能合并，足部整体显得瘦小；趾甲泛白，透明度降低，足弹性不强，掌弓下陷，掌垫扩大。此足型的人体质虚弱，易发生呼吸、循环、消化系统疾病，特别容易感冒。

骨型足：大脚趾短窄，二脚趾突出，各脚趾明显向心歪斜，足中部鼓宽，足呈钝梭型。此足型的人体质较差，常见于泌尿系统病变和神经系统病变。

枯型足：足部皮肤干燥，无肌肉感，骨型突出，趾甲无华，甚至产生褶皱或重甲。此足型的人营养吸收不好，常有疲劳感，多见于脑力劳动过度或房事过度，损伤肾精者。

跷型足：大脚趾上翘，其余四个脚趾向下扣，足背可见青色血管。大脚趾下常可见掌垫加厚。此足型多见于脑力劳动者和性生活无度者，常常伴有头晕、腰痛、视疲劳等。

观足姿

双足长度不一，差距较大者易感冒，或患有胃病，女性易发生痛经。

俯卧时，双足足尖向左倾斜，提示左心或左腿有疾患。

俯卧时，双足足尖向右倾斜，提示右肾或心脏功能不好，也有可能患颈部淋巴结核。

脚腕粗细不一，转动不灵活，提示有肾脏疾患。

仰卧时，只有一只脚向外侧倾，提示同侧腋下淋巴结易肿胀。

喜欢仰卧、屈膝、脚掌平放在床上，提示可能患有消化系统疾病。

仰卧，将足尖对足尖，足跟对足跟，脚掌心不能合拢，提示女性易患子宫肌瘤、子宫癌、不孕、性功能减退等妇产科疾病。

观趾甲

趾甲苍白，提示可能患有贫血。

趾甲半白半红，提示可能患有肾脏疾病。

趾甲常呈青色，提示可能患有心血管疾病。

趾甲呈紫色，往往是心肺患病的征象。

蓝甲和黑甲，很可能是甲沟炎或服用了某些药物所致。

脚趾甲变得不平、薄软、有纵沟，甚至剥落，提示患有营养不良。

脚趾甲横贯白色条纹，要警惕糙皮病、慢性肾炎或砷中毒等。

脚趾甲扣嵌入肉或呈钩状，提示有多发性神经炎、神经衰弱或脉管炎等症。

脚趾甲动摇脱落，提示可能患有肝病。

脚趾甲青紫透裂，直至甲顶，常常是脑卒中的先兆。

足部按摩的细节有哪些

1. 饭后 1 小时内不得按摩，空腹时不宜进行按摩；在同一部位上连续按摩刺激，一般不应超过 5 分钟。

2. 用手指按摩时，应先注意修剪指甲；用其他工具刺激时，应注意工具光滑无刺，以免损伤皮肤。

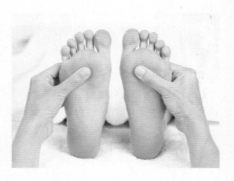

3. 按摩时应避开骨骼突起部位，以免损伤骨膜。老人骨质疏松、关节僵硬，儿童皮肤细嫩，按摩时不可用力过大。

4. 按摩后由于毛细血管处于扩张状态，体温会稍有升高，此时严禁用冷水洗或用冷毛巾擦拭按摩部位。最好用温开水洗脚，同时要注意双脚的保暖。

5. 按摩场所要注意空气的流通，温度要适宜，不宜过冷或过热。

6. 按摩之前需先用按摩棒或圆珠笔测定一下病理反射区的反射疼点，若有扎刺样疼感，即是病理反射区，可在此反射区按摩。

7. 每次按摩后饮温开水 300 毫升，以达到排毒的效果。

8. 按摩后可能出现发冷、腹泻、疲倦等不适症状，或使原有的症状略有加重。这是正常反应，可坚持治疗，数日后症状自然消失。如症状加重明显，则应加以注意。

9. 按摩后尿液颜色变深且气味加重，这是排毒现象，不必惊慌，可坚持治疗。

足部按摩的禁忌证和适应证

禁忌证

1. 妊娠及月经期的女性足部按摩要慎重。

2. 严重出血病患者，如咯血、吐血、便血、脑出血、胃出血、子宫出血及其他内脏出血，不宜进行足部按摩。

3. 急性传染病，外科急症如骨折、烧伤、内脏穿孔、大出血等，不宜随便按摩足部。

4. 酒醉后、饥饿、极度疲劳、精神紧张或情绪不稳定的患者，不宜进行足部按摩。

5. 足部皮肤有创伤及病变，如足部有外伤、水疱、疥疮、感染、化脓、水肿及较重的静脉曲张等病症患者，不宜随便按摩足部。

6. 重度高血压患者应避免做足部按摩，以免因疼痛而使血压急剧升高。

7. 老年人若有局部疼痛，应先确定是否患有骨质疏松，以免按摩时造成骨折；年老体弱者，不宜按摩足部。

适应证

1. 神经系统疾患：神经痛、神经麻痹、瘫痪、癫痫、头痛、失眠等。

2. 内分泌系统及免疫系统疾患：甲状腺功能亢进或减退、垂体功能失常造成的发育障碍或肥胖症等。

3. 消化系统疾患：食欲不振、呃逆、呕吐、腹胀、腹泻、便秘、肠胃功能紊乱等。

4. 呼吸系统疾患：感冒、哮喘、支气管炎、肺气肿等。

5. 泌尿系统疾患：尿频、尿失禁、遗尿、尿闭、肾脏功能不全等。

6. 生殖系统疾患：不孕症、月经不调、阳痿、前列腺肥大、更年期综合征等。

7. 五官疾患：近视、耳鸣、晕车等。

8. 循环系统疾患：心律不齐、高血压、低血压、贫血等。

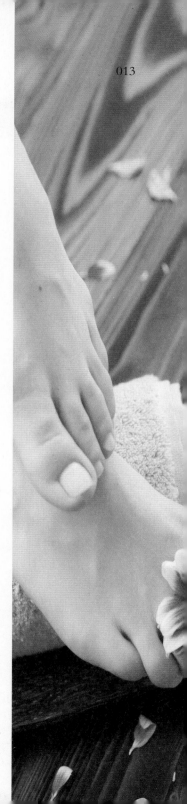

图解 7 种足部按摩法

拇指指腹按压法

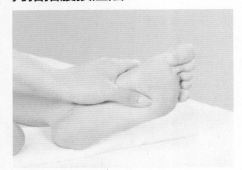

医者用一手的拇指指腹贴于施术部位施力，按压施术部位；或者两拇指交叠，贴于施术部位按压。按摩时拇指指腹垂直施力，力度以受术者能承受为宜，注意避免指甲划伤受术者皮肤。

单食指叩拳法

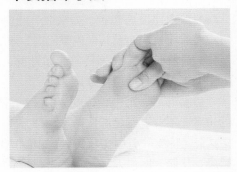

医者一手固定按摩部位，另一手除食指外，其余四指握拳，食指弯曲，拇指固定，以食指的近节指间关节为施力点，顶压施术部位；或者以按摩棒代替食指贴于施术部位进行顶压。按摩时叩击要有节奏感，不能忽快忽慢。

刮压法

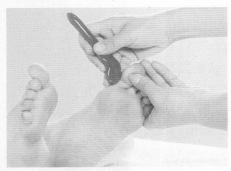

医者一手拇指固定，食指弯曲呈镰刀状，用食指尺侧缘施力刮压施术部位；或者用刮痧板代替食指贴于施术部位刮压施术。按摩时食指尺侧或刮痧板始终贴于按摩部位皮肤，刮压的方向保持水平；力度适中。

双指夹压法

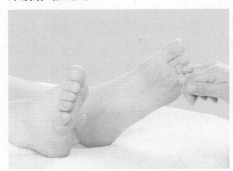

医者一手固定足部，另一手食指、中指弯曲呈钳状，夹住施术部位，对施术部位施力夹压并向外牵拉。操作时注意夹压力量保持适中。

拇指指腹推压法

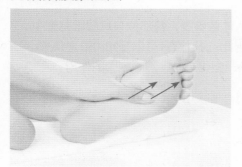

医者以一手拇指指腹贴于施术部位，施力推压；或者双手握住足部，用双手的拇指指腹同时施力推压按摩。操作时双手拇指要同时施力，力量保持均衡。

掐法

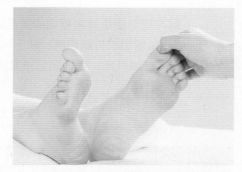

医者用单手拇指指甲着力，用力地掐压施术部位；或者用双手拇指同时着力，掐压施术部位。操作时拇指端置于施术部位后不要再移动，力量由轻至重，再由重至轻，力度以渗透皮肤组织为宜。

指揉法

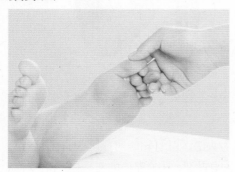

医者用拇指指腹着力于施术部位，以一定的力度旋转揉动，达到带动皮下组织的效果；或者用食指、中指贴于施术部位，以一定的力度旋转揉动，达到带动皮下组织的效果。按摩时力度要均匀连贯，作用面积小而集中，之后逐渐扩大范围。

按摩耳部，养护健康特区

耳与脏腑经络有着密切的关系。人体各脏器、各部位与耳部皆有集中反应点，脏腑组织有病必然反映于耳，因此，通过察耳可以窥知内脏之疾患。闲暇无事按摩耳部，可以起到清醒头脑、强化听力、消除疲劳的作用。

为什么说耳是人体的缩影

耳郭位于头部两侧，上缘齐眉，下缘达鼻翼高度，其长轴与鼻梁平行，与头部侧壁约呈30°夹角。若耳部出现异常，则提示健康出现了问题。

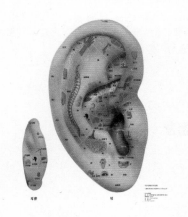

耳背　　耳

耳朵上有许多穴位，人体发生疾病时，常会在耳部的相应位置出现"阳性反应点"，如压痛、凹陷、脱屑、水疱、结节、变形、变色等，这些反应点对应的地方就是人体脏腑器官有问题的地方，也是防治疾病的刺激点，即耳穴。利用刺激耳穴来防治疾病的穴位疗法至少有 3000 年的历史了，比针灸的历史还悠久。按压耳穴有助于提高身体的免疫力，增强抵抗力，防治疾病。

耳垂的对应区为面部，对耳屏的对应区为头部，对耳轮的对应区为脊椎，对耳轮上脚的对应区为下肢，对耳轮下脚的对应区为臀部，耳朵内侧的对应区包括颈椎、胸椎、腰椎，凸起部位的对应区包括颈、胸、腹等，三角窝的对应区为生殖器官，耳舟的对应区为上肢，耳屏的对应区为鼻、咽喉部及肾上腺等区，耳甲的对应区为腹部，包括肝、脾、胰、胆、肾、膀胱等区，耳甲腔的对应区为胸部，包括心、肺、三焦等，耳轮脚周围的对应区为消化器官，包括口、食管、胃、十二指肠、阑尾、大肠等。

健康的耳有哪些特征

颜色

健康的耳朵颜色微黄而又红润，且没有分泌物。耳郭的颜色发白，如青白色、淡白色都是不正常的，尤其是耳薄而色白者，多见于垂危病人；耳郭鲜红，则是肝胆湿热或火毒上蒸所致。

结构

耳可以分为内耳、中耳、外耳三部分。内耳是听觉感受器，外耳和中耳是声波传导装置。健康耳朵的耳郭是由两个不同平面的凹陷构成，一个为紧靠面部深而大的耳甲腔，另外一个就是紧靠耳轮梭形的浅窝，称作耳舟。耳郭位于头部两侧，上缘齐眉，下缘达鼻翼高度，其长轴与鼻梁平行，与头部侧壁约呈 30° 角。

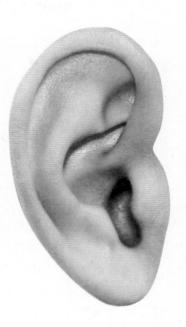

如何观耳诊病

观耳色

耳背上见到红色的脉络，伴有耳根发凉者多为麻疹先兆。

耳部见暗黑色斑点，或有结节状隆起，多见于肿瘤。

耳郭上产生白色的糠皮样皮肤脱屑，擦之不易除去，常见于各种皮肤病。

耳垂经常潮红，多有如下问题：由于受寒耳垂变为紫红色就会肿胀，甚至发展为溃疡，还容易发生痂皮，这是体内糖过剩的表现，易患糖尿病。

耳垂肉厚而宽，色红，身体肥胖者容易患脑出血。耳垂肉薄呈咖啡色，见于肾脏病、糖尿病。

耳郭或全耳色白者，提示患贫血、低血压等。

耳郭色黑者，见于肾虚，多有重病。

耳郭色青，常见于有剧痛症状的患者，亦可见于缺氧等；耳垂青色为房事过多的表现。

耳郭色黄者，提示患贫血或黄疸。

耳郭色鲜红，主热症，常见于发热患者。若红而痛为肝胆湿热或火毒上蒸，或炎症所致。若耳为暗红色，主血瘀，提示人体有血液循环障碍。

耳内暗红色为气滞血瘀的表现，易引起心胸闷痛、肩背及手臂疼痛。

观耳型

耳郭上缘低于眼水平线以下，提示先天性肾发育不良，影响骨的发育，此类人易患骨病、肾病及生殖系统疾病。

耳郭薄软、无耳垂，提示脏腑功能弱，抵抗力低下，易患病。

耳郭萎缩，提示身体虚弱，常见于慢性消耗性疾病，或处于大病之后。

耳郭焦枯，青筋暴起，常有剧痛，提示肾虚、阴精耗伤，易导致耳鸣。

耳轮红肿，为风热、肝阳火盛的表现，易引起咳嗽、鼻塞、头痛等症。

耳郭软骨增生在两处以上，可能为癌症的先兆。

耳部生出肿块状如樱桃或羊奶，称为"耳痔"，提示可能患有实热证，常见于喉咙干痛、腹痛、便秘等。

耳轮出现粗糙不平的棘突状结构，常见于腰椎、颈椎骨质增生。

耳垂肉薄呈咖啡色，常见于肾病和糖尿病。

耳面皮肤血管充盈易见，常见于支气管扩张、冠心病、心肌梗死、高血压病等。

耳郭背部呈陷窝状或皱襞状，如有指甲压痕样的微小畸形，提示先天性神经发育不良，易患精神分裂症。

耳垂肉薄，连血管网都看得清者，见于呼吸系统疾病或甲状腺肿患者。

耳部按摩的特点有哪些

通过对耳穴进行有效刺激，达到防治疾病、强身健体的目的，这种方法就是耳部按摩。它的特点主要体现在 4 个方面：

1. 方便实用。耳部按摩的操作方法简单、易学易懂，只需双手或简单的按摩工具就可操作。适用于各个阶层、各个年龄段的人群。

2. 以外治内。局部的病变可以影响到整体，整体的病变也可以通过局部表现反应出来。刺激耳部的反射区和穴位点，发挥人体的调节作用，从而达到治病的目的，也充分地展示了以外治内的优势。

3. 取穴方便。按摩治病时，取穴是否精准直接影响到治疗效果。耳部区域相对较小，标志明显，不受气候影响，便于暴露，容易准确选取反射区。

4. 治疗范围广，疗效确切。耳部与人体众多器官、脏腑、经络有密切关联，决定了按摩耳部反射区适应证的广泛性。

耳部按摩的禁忌证和适应证

禁忌证

1. 聋哑者不宜进行耳部按摩。

2. 耳鸣、眩晕严重者暂停进行耳部按摩。

3. 耳周皮肤发炎、中耳炎、外耳道感染者不能按摩。

4. 严重心脏病患者不宜按摩，更不宜用强刺激手法。

5. 女性怀孕期间，特别是有习惯性流产史的孕妇忌耳部按摩。

6. 年老体弱者、有严重器质性疾病者、高血压患者，治疗前应适当休息。治疗时手法要轻柔，刺激量不宜过大，以防意外。

适应证

1. 各种疼痛病症：五官、脑外、胸、腹、四肢等各种手术后所产生的伤口痛和瘢痕痛，头痛、三叉神经痛、肋间神经痛、坐骨神经痛等神经性疼痛。

2. 各种炎症性疾病：如中耳炎、牙周炎、咽喉炎、扁桃体炎、急性结膜炎、腮腺炎、胸膜炎、气管炎、胃炎、肠炎、阑尾炎、胆囊炎、盆腔炎、睾丸炎、风湿性关节炎、末梢神经炎等。

3. 变态反应性疾病：如变应性鼻炎、变应性哮喘、变应性紫癜、变应性结肠炎、结节性红斑、红斑狼疮、风湿热、荨麻疹、药物疹等。

4. 内分泌代谢及泌尿生殖系统疾病：如糖尿病、肥胖症、甲状腺功能亢进、急性甲状腺炎、尿崩等。

5. 功能性疾病：如内耳眩晕症、心律不齐、高血压、多汗症、性功能障碍、眼肌痉挛、面肌痉挛、神经衰弱、自主神经功能紊乱、小儿多动症、月经不调、功能性子宫出血、内分泌失调等。

6. 预防保健作用：可预防感冒、晕车、晕船。此外，还具有美容、减肥、催产、催乳、戒烟、解酒、解毒等功效。

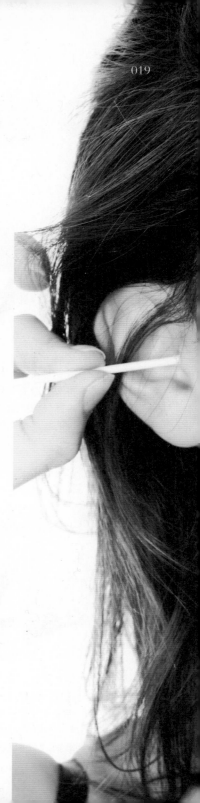

图解 4 种耳部按摩法

切按法

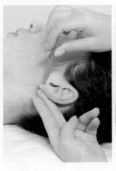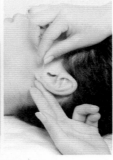

用指甲或器具（牙签或按摩棒）切压耳部反射区，一按一放有节律地反复施术 1～2 分钟。施术前将双手清洗干净，或对切按器具进行消毒。掌握好切按的力度，避免刮破耳部皮肤。切按的动作要保持平稳的节律，不要忽快忽慢。

捏揉法

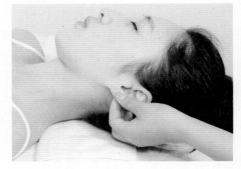

用拇指和食指或中指指腹相对捏揉，同时以每分钟20～30转的频率旋转揉动耳穴。可以于施术部位贴上一小块胶布，然后再进行捏揉操作，这样能防止施术部位皮肤损伤。每次 1～2 分钟。施术前将双手清洗干净，指甲边缘要修剪平整。

搓摩法

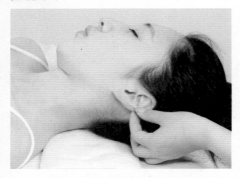

将食指或中指屈曲，置于耳部相应的施术部位，配合拇指以指腹施力，做上下或左右来回搓摩，持续 1～2 分钟，以皮肤出现热感为度，或兼有酸胀感为度。或者用牙签、按摩棒代替手指施力，来回搓摩耳部施术部位。每日施治 2～3 次。

刮拭法

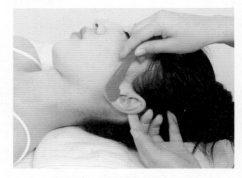

手持刮痧板刮拭施术部位，顺着一个方向有节律地反复施术 1～2 分钟，每日施治 2～3 次。施术前将双手清洗干净，并对刮痧板进行消毒。掌握好刮拭的力度，顺着一个方向刮拭，时间不宜过长。

手足耳按摩后的变化大揭秘

在按摩的过程当中，疲劳和兴奋可能会反复交替出现，这种现象与个人的体质和性格有关。按摩后，每个人都会出现一些与平常不同的变化，即治疗效应，如睡眠质量提高、食欲改善等。

按摩过程中的变化

发热或发冷

发热或发冷会因体质不同而表现不同。发热是血管扩张、血液循环或淋巴循环改善后，免疫系统发挥功能的结果，这是正常现象，不必惊慌；发冷则是刺激下丘脑而引起的体温自动调节。但若是因按摩的力度不当所引起的，则必须做适当的处理。

出现红疹

皮肤若有红疹，多是因为血管扩张，使皮肤产生红疹与神经敏感的现象。宜加强肝、肾反射区的按摩。

口干

口干是按摩促进新陈代谢所致，多喝水即可解决。按摩时喝水可以促进血液循环，加速新陈代谢。但是对严重的肾脏病患者而言，注意饮水不能过量。

皮肤发红

皮肤发红是血液循环得以改善、血管扩张的良性反应。若皮肤有感染时，应注意避免对皮肤过度摩擦。

皮肤苍白

皮肤苍白，通常是贫血的一种表现。宜多做几次心脏、头部反射区的按摩，不必惊慌失措或立即停下。

异常处理

按摩过程中要注意观察被按摩者是否能忍受按摩时的疼痛，有无出汗及虚脱休克的可能。若出现休克现象，应立即停止按摩，并采取头高脚低卧位，按压人中、内关、合谷、涌泉、中冲等穴位，并观察血压和心率的变化，休息片刻，即可恢复。

按摩后的变化

按摩后出现一些低热、排便次数增多等是一种正常现象，是机体自我调节改善的结果，也是疾病好转的前兆，这些现象一般在一个月或一周内消失。具体反应如下：

大便次数增多

大便次数增多，呈黑色，甚至有恶臭、便稀或者排气多等现象，这说明机体在进行自我清洁，将垃圾排除。

疼痛加重

按摩部位或反射区疼痛感加重，或者病理反射区的对应器官出现反跳现象，即原有的症状加重，有时可持续一周左右。这说明机体功能在自行调整。

低热、发冷

这种反应是机体自我调节的结果，一两天后即可恢复正常。尤其是淋巴反射区，如若刺激过度，便会引起发热，甚至会导致脸水肿，所以按摩时要注意力度。

排尿量增加

由于人体循环的改善，排尿量增加，尿的颜色会加重，可能出现黄色或棕色尿，个别人甚至会出现绿色尿，而且气味加重，尿质变得浑浊。这说明体内排出了更多的毒素。

食欲增强

按摩后会胃口大开，食量有所增加。这是由于机体新陈代谢增强，身体需要更多的能量和营养来修补损伤后康复中的细胞组织。但注意不可过量进食，以免给消化系统增添负担。

兴奋、失眠

有些人会在按摩后出现兴奋、睡不着的现象，但是精神很好。这是新陈代谢加强引起一些衰老细胞代谢、"燃烧"后所产生的多余能量，致使人振奋而难以入睡。

旧病复发

过去的毛病复发是因为以前还没有完全康复，或被药物控制着的疾病正在康复的表现，而不是按摩的不良反应。

排汗增加

排汗增加，汗有臭味，或本来不出汗的脚有汗排出。这都属于正常现象，在短期内会消失。只需要适当地休息，该现象就会消失。

疲倦、头昏

有一些人可能会出现容易疲倦、头昏等现象，这是因为按摩后血液循环增强、心跳减缓，身体自然会感到疲倦。

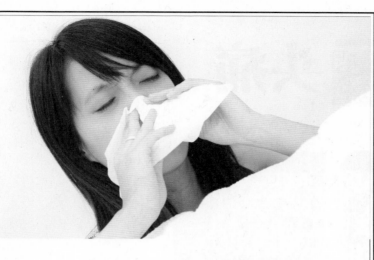

手足耳按摩调理亚健康症状

　　我国主流城市的白领患有亚健康症状的比例达 76%，处于过劳状态的接近六成，真正意义上的"健康人"比例不到 3%。中医根据每个人体质的不同进行辨证治疗，有助于阻断亚健康状态发展至疾病状态。按摩手足耳上的反射区、反射点和穴位可以起到滋养脏腑、养生保健的功效，让你不用吃药就可以远离小毛病，保持每天充沛活力。

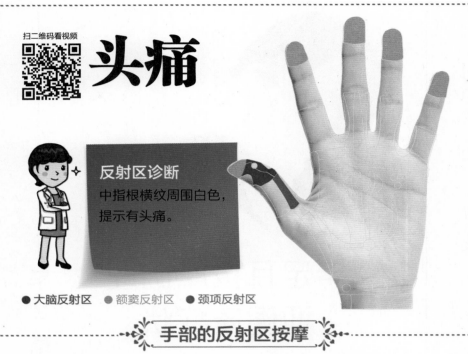

扫二维码看视频

头痛

反射区诊断
中指根横纹周围白色，
提示有头痛。

● 大脑反射区　● 额窦反射区　● 颈项反射区

手部的反射区按摩

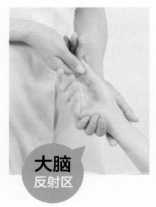

大脑
反射区

按摩方法　用指揉法按
揉大脑反射区1～2分
钟，以按摩部位发红或
有酸胀感为宜。

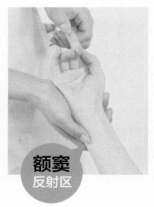

额窦
反射区

按摩方法　用指揉法按
揉额窦反射区1～2分
钟，以按摩部位发红或
有酸胀感为宜。

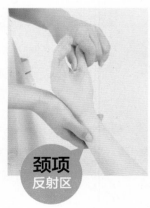

颈项
反射区

按摩方法　用指揉法按
揉颈项反射区1～2分
钟，以按摩部位发红或
有酸胀感为宜。

- ● 三叉神经反射区
- ● 胃反射区
- ● 颈项反射区

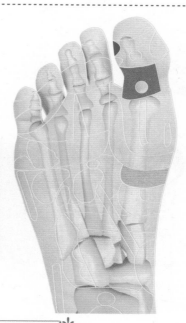

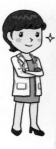

反射区诊断
额窦反射区外观不光滑，或被压平，或成尖状，提示有头痛。

足部的反射区按摩

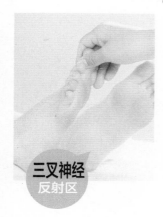

三叉神经
反射区

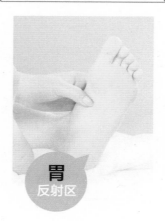

胃
反射区

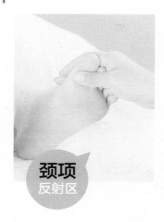

颈项
反射区

按摩方法　用指揉法揉按三叉神经反射区2～5分钟，以按摩部位发红或有酸胀感为宜。

按摩方法　用拇指指腹按压法按压胃反射区2～5分钟，以按摩部位发红或有酸胀感为宜。

按摩方法　用拇指指腹按压法按压颈项反射区2～5分钟，以按摩部位发红或有酸胀感为宜。

● 枕反射区
● 额反射区
● 脑干反射区

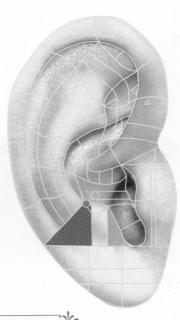

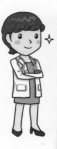

反射区诊断
用耳穴探棒探查压痛点，额反射区压痛显著者，提示有头痛。

耳部的反射区按摩

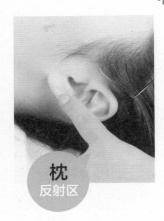

枕
反射区

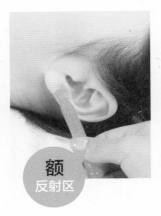

额
反射区

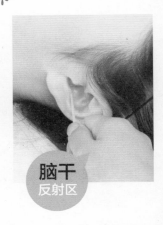

脑干
反射区

按摩方法　用搓摩法搓摩枕反射区1～2分钟，以按摩部位发红或有酸胀感为宜。

按摩方法　用搓摩法按揉额反射区1～2分钟，以按摩部位发红或有酸胀感为宜。

按摩方法　用切按法切压脑干反射区2分钟，以按摩部位发红或有酸胀感为宜。

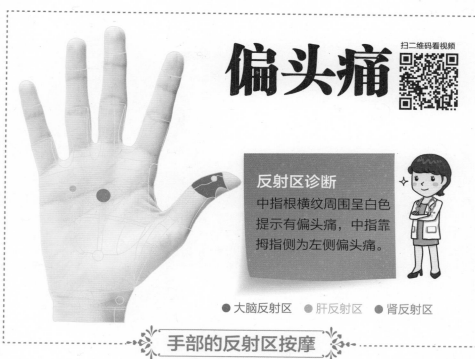

偏头痛

扫二维码看视频

反射区诊断

中指根横纹周围呈白色提示有偏头痛，中指靠拇指侧为左侧偏头痛。

● 大脑反射区　　● 肝反射区　　● 肾反射区

手部的反射区按摩

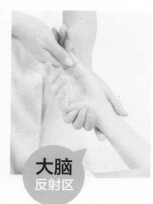

大脑
反射区

按摩方法　用指揉法按揉大脑反射区1～2分钟，以按摩部位发红或有酸胀感为宜。

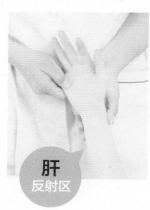

肝
反射区

按摩方法　用指揉法按揉肝反射区1～2分钟，以按摩部位发红或有酸胀感为宜。

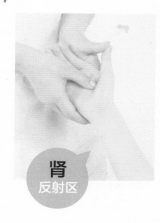

肾
反射区

按摩方法　用指揉法按揉肾反射区1～2分钟，以按摩部位发红或有酸胀感为宜。

● 三叉神经反射区
● 小脑及脑干反射区
● 肾上腺反射区

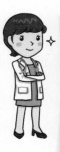

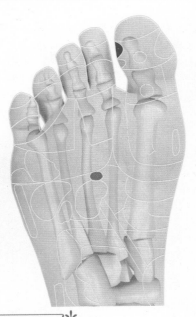

反射区诊断

三叉神经反射区被压平，拇趾端呈三角形，或出现气感或颗粒，提示可能有偏头痛。

足部的反射区按摩

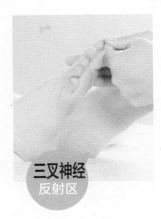

三叉神经
反射区

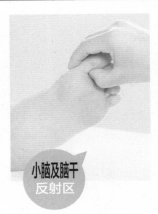

小脑及脑干
反射区

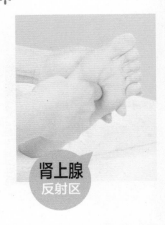

肾上腺
反射区

按摩方法 用食指叩拳法顶压三叉神经反射区2～5分钟，以按摩部位发红或有酸胀感为宜。

按摩方法 用掐法掐按小脑及脑干反射区2～5分钟，以按摩部位发红或有酸胀感为宜。

按摩方法 用食指叩拳法顶压肾上腺反射区2分钟，以按摩部位发红或有酸胀感为宜。

● 枕反射区
● 神门反射区
● 颞反射区

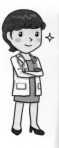
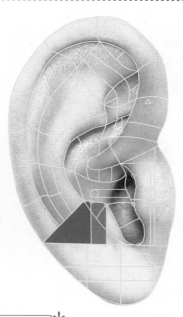

反射区诊断
缘中反射区有颗粒或结节，探查压痛点痛感显著，提示可能有偏头痛。

耳部的反射区按摩

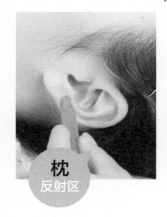

枕
反射区

按摩方法　用切按法切压枕反射区1～2分钟，以按摩部位发红或有酸胀感为宜。

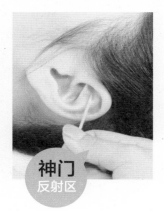

神门
反射区

按摩方法　用切按法切压神门2分钟，以按摩部位发红或有酸胀感为宜。

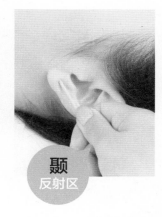

颞
反射区

按摩方法　用切按法切压颞反射区1～2分钟，以按摩部位发红或有酸胀感为宜。

扫二维码看视频

头晕

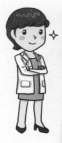

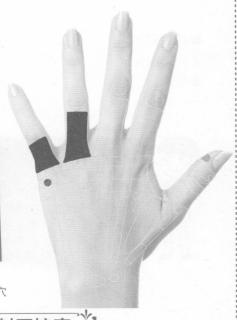

反射区诊断
手背颈椎反射区压痛显著者，提示有头晕。

● 耳反射区　● 三叉神经反射区　● 前谷穴

手部的反射区按摩

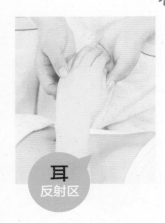

耳
反射区

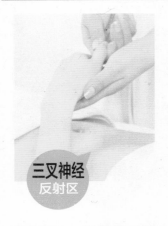

三叉神经
反射区

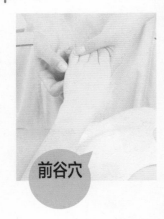

前谷穴

按摩方法　用指按法按压耳反射区1～2分钟，以按摩部位发红或有酸胀感为宜。

按摩方法　用指揉法按揉三叉神经反射区1～2分钟，以按摩部位发红或有酸胀感为宜。

按摩方法　用掐法掐按前谷穴1～2分钟，以按摩部位发红或有酸胀感为宜。

● 耳反射区
● 内耳迷路反射区
● 肾反射区

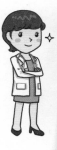

反射区诊断
按揉额窦反射区的手感
似捻发样，大脑反射区
或有相同现象。

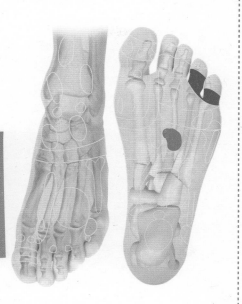

足部的反射区按摩

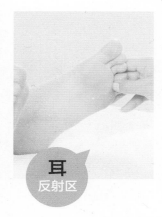

耳
反射区

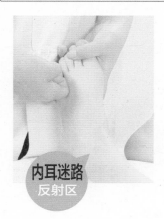

内耳迷路
反射区

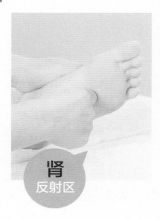

肾
反射区

按摩方法　用掐法掐按
耳反射区 2～5 分钟，
以按摩部位发红或有酸
胀感为宜。

按摩方法　用单食指叩
拳法顶压内耳迷路反射区
2～5 分钟，以按摩部
位发红或有酸胀感为宜。

按摩方法　用食指叩拳
法顶压肾反射区 2～5
分钟，以按摩部位发红
或有酸胀感为宜。

● 内耳反射区
● 脑干反射区
● 心反射区

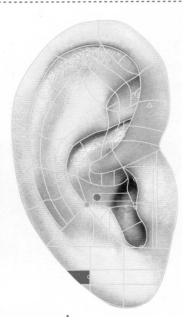

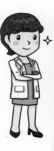

反射区诊断
用耳穴探棒探查压痛点，额反射区或脑干反射区压痛显著，提示有头痛、头晕。

耳部的反射区按摩

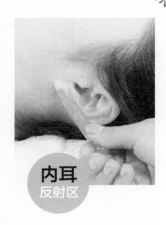

内耳
反射区

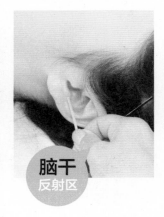

脑干
反射区

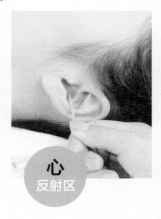

心
反射区

按摩方法　用搓摩法搓摩内耳反射区1～2分钟，以按摩部位发红或有酸胀感为宜。

按摩方法　用搓摩法搓摩脑干反射区1～2分钟，以按摩部位发红或有酸胀感为宜。

按摩方法　用切按法切压心反射区1～2分钟，以按摩部位发红或有酸胀感为宜。

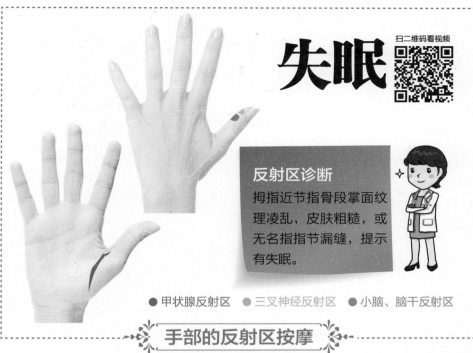

失眠

扫二维码看视频

反射区诊断

拇指近节指骨段掌面纹理凌乱，皮肤粗糙，或无名指指节漏缝，提示有失眠。

● 甲状腺反射区　● 三叉神经反射区　● 小脑、脑干反射区

手部的反射区按摩

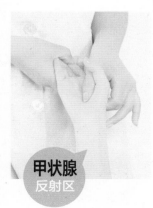

甲状腺
反射区

按摩方法　用指揉法按揉甲状腺反射区1～2分钟，以按摩部位发红或有酸胀感为宜。

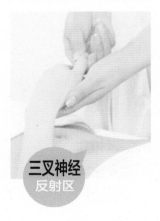

三叉神经
反射区

按摩方法　用指揉法按揉三叉神经反射区1～2分钟，以按摩部位发红或有酸胀感为宜。

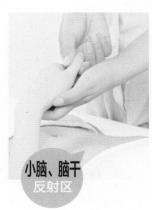

小脑、脑干
反射区

按摩方法　用指揉法揉按小脑、脑干反射区1～2分钟，以按摩部位发红或有酸胀感为宜。

● 额窦反射区
● 三叉神经反射区
● 失眠点反射区

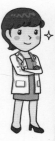

反射区诊断
按揉大脑反射区，手感如捻头发那样，提示有失眠。

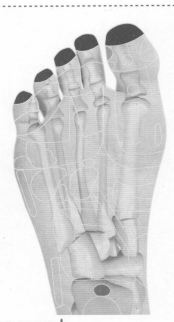

足部的反射区按摩

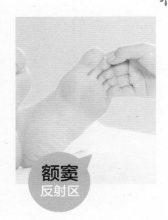

额窦
反射区

按摩方法 用掐法掐按额窦反射区2～5分钟，以局部酸痛为宜。

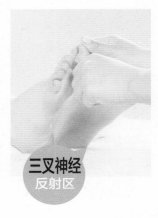

三叉神经
反射区

按摩方法 用按摩棒按压三叉神经反射区2～5分钟，以按摩部位发红或有酸胀感为宜。

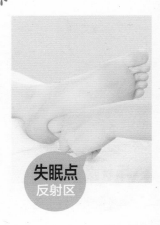

失眠点
反射区

按摩方法 用单食指叩拳法顶压失眠点反射区2～5分钟，以局部酸痛为宜。

● 神门反射区
● 心反射区
● 额反射区

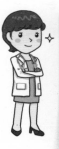

反射区诊断
用耳穴探棒或火柴棒探查压痛点，额反射区或脑干反射区压痛显著，提示有失眠。

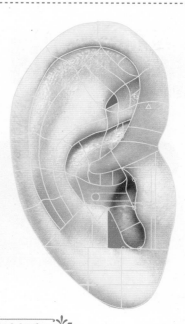

耳部的反射区按摩

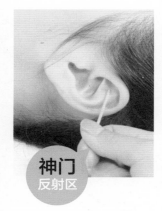

神门
反射区

按摩方法 用切按法切压神门反射区1～2分钟，以按摩部位发红或有酸胀感为宜。

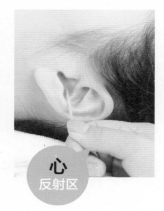

心
反射区

按摩方法 用切按法切压心反射区1～2分钟，以按摩部位发红或有酸胀感为宜。

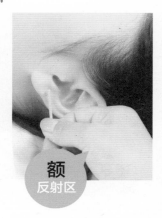

额
反射区

按摩方法 用切按法切压额反射区1～2分钟，以按摩部位发红或有酸胀感为宜。

扫二维码看视频

胸闷

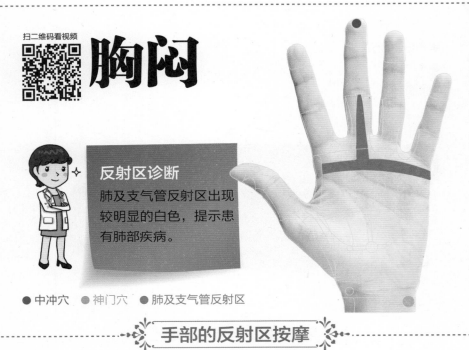

反射区诊断

肺及支气管反射区出现较明显的白色，提示患有肺部疾病。

● 中冲穴 ● 神门穴 ● 肺及支气管反射区

手部的反射区按摩

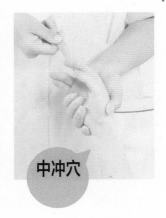

中冲穴

按摩方法　用掐法掐按中冲穴1～2分钟，以按摩部位发红或有酸胀感为宜。

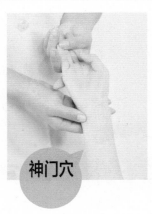

神门穴

按摩方法　用指揉法按揉神门穴1～2分钟，以按摩部位发红或有酸胀感为宜。

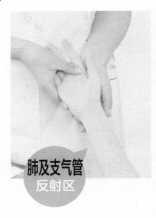

肺及支气管
反射区

按摩方法　用指按法按压肺及支气管反射区1～2分钟，均以局部酸痛为宜。

● 心反射区
● 胸（乳房）反射区
● 生殖腺反射区

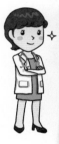

反射区诊断
按压胸（乳房）反射区
有酸痛感，提示有肺部
疾病。

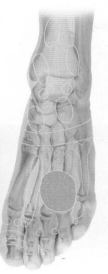
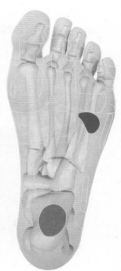

足部的反射区按摩

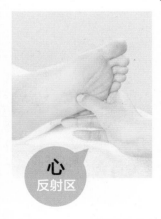

心
反射区

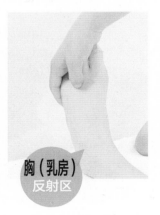

胸（乳房）
反射区

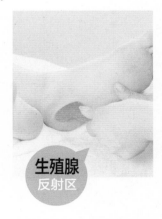

生殖腺
反射区

按摩方法 用掐法掐按
心反射区2～5分钟，以
按摩部位发红或有酸胀
感为宜。

按摩方法 用掐法掐按
胸（乳房）反射区2～5
分钟，以按摩部位发红
或有酸胀感为宜。

按摩方法 用刮压法刮
压生殖腺反射区2～5
分钟，以按摩部位发红
或有酸胀感为宜。

- ● 胸椎反射区
- ● 交感
- ● 食管反射区

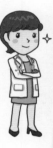

反射区诊断

耳垂肉薄，当按压胸椎反射区、食管反射区有明显压痛者，提示患有呼吸系统疾病。

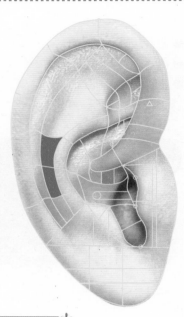

耳部的反射区按摩

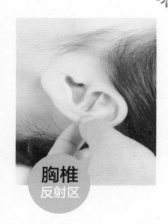

胸椎
反射区

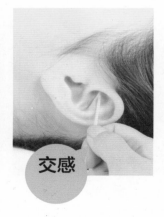

交感

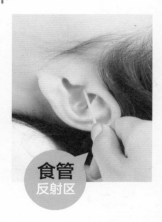

食管
反射区

按摩方法　用搓摩法搓摩胸椎反射区1～2分钟，以按摩部位发红或有酸胀感为宜。

按摩方法　用切按法切压交感1～2分钟，以局部酸痛为宜。

按摩方法　用切按法切压食管反射区1～2分钟，以按摩部位发红或有酸胀感为宜。

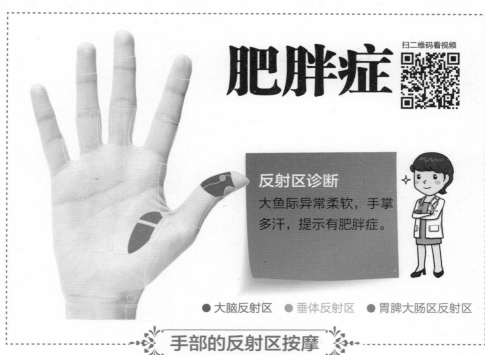

肥胖症

扫二维码看视频

反射区诊断

大鱼际异常柔软，手掌多汗，提示有肥胖症。

● 大脑反射区　● 垂体反射区　● 胃脾大肠区反射区

手部的反射区按摩

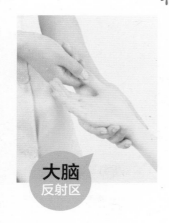

大脑
反射区

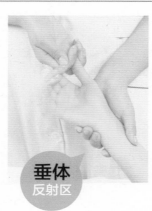

垂体
反射区

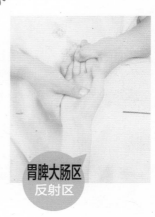

胃脾大肠区
反射区

按摩方法　用揪法揪大脑反射区1～2分钟，以按摩部位发红或有酸胀感为宜。

按摩方法　用揪法揪垂体反射区1～2分钟，以按摩部位发红或有酸胀感为宜。

按摩方法　用指揉法揉胃脾大肠区反射区1～2分钟，以按摩部位发红或有酸胀感为宜。

● 胃反射区
● 乙状结肠及直肠反射区
● 肾反射区

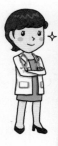

反射区诊断
按揉脾反射区和胃反射区，酸痛感显著者，提示有肥胖症。

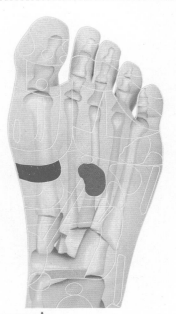

足部的反射区按摩

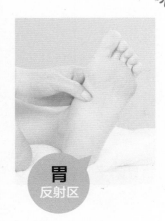

胃
反射区

按摩方法 用拇指指腹推压法推压胃反射区2～5分钟，以局部酸痛为宜。

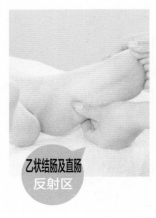

乙状结肠及直肠
反射区

按摩方法 用拇指指腹推压法推压乙状结肠及直肠反射区2～5分钟，以局部酸痛为宜。

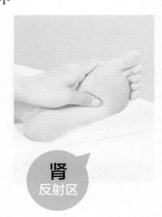

肾
反射区

按摩方法 用拇指指腹推压法推压肾反射区2～5分钟，以局部酸痛为宜。

● 内分泌反射区
● 三焦反射区
● 脾反射区

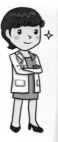

反射区诊断
耳甲腔见结节状或条索状的隆起，则提示有肥胖症。

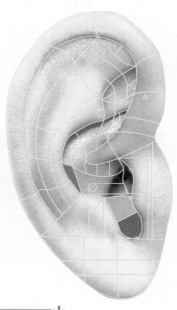

耳部的反射区按摩

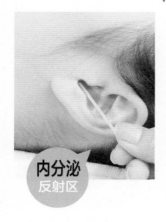

内分泌 反射区

按摩方法　用切按法切压内分泌反射区1～2分钟，以按摩部位发红或有酸胀感为宜。

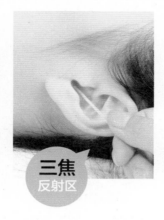

三焦 反射区

按摩方法　用切按法切压三焦反射区1～2分钟，以按摩部位发红或有酸胀感为宜。

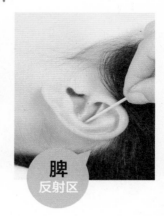

脾 反射区

按摩方法　用切按法切压脾反射区1～2分钟，以按摩部位发红或有酸胀感为宜。

扫二维码看视频

畏寒症

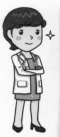

反射区诊断

掌心苍白，青筋浮现，
提示有畏寒症。

● 胃脾大肠区反射区　　● 血压区反射区　　● 肝反射区

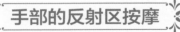

手部的反射区按摩

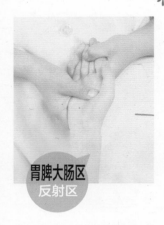

胃脾大肠区
反射区

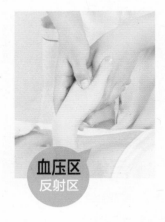

血压区
反射区

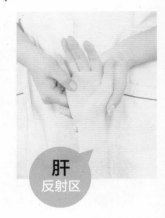

肝
反射区

按摩方法　用指揉法按揉胃脾大肠区反射区1～2分钟，以局部酸痛为宜。

按摩方法　用指按法按压血压区反射区1～2分钟，以按摩部位发红或有酸胀感为宜。

按摩方法　用指按法按压肝反射区1～2分钟，以局部酸痛为宜。

● 胃反射区
● 胰腺反射区
● 肾反射区

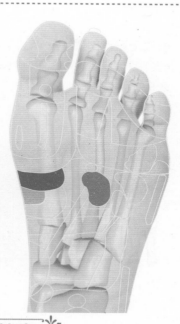

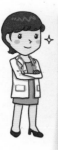

反射区诊断
第二、三、四、五趾的根部，在脚心这面如出现颜色发青，提示有畏寒症。

足部的反射区按摩

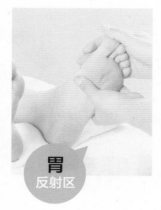

胃
反射区

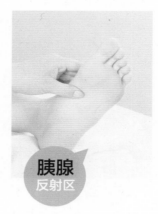

胰腺
反射区

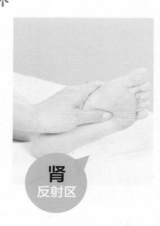

肾
反射区

按摩方法　用拇指指腹按压法按压胃反射区2～5分钟，以局部酸痛为宜。

按摩方法　用拇指指腹按压胰腺反射区2～5分钟，以按摩部位发红或有酸胀感为宜。

按摩方法　用拇指指腹按压肾反射区2～5分钟，以按摩部位发红或有酸胀感为宜。

- 肾上腺反射区
- 肝反射区
- 皮质下

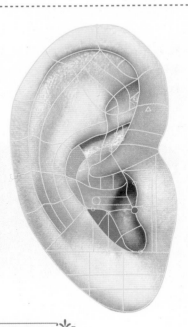

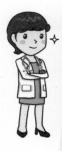

反射区诊断

耳甲艇部分发白，或用耳穴探棒或火柴棒探查反射区，压痛显著，提示有畏寒症。

耳部的反射区按摩

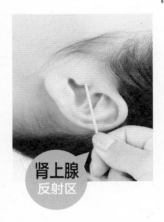

肾上腺反射区

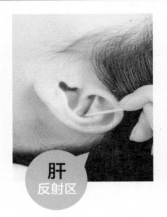

肝反射区

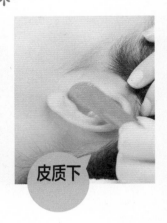

皮质下

按摩方法 用切按法切压肾上腺反射区1～2分钟，以按摩部位发红或有酸胀感为宜。

按摩方法 用切按法切压肝反射区1～2分钟，以按摩部位发红或有酸胀感为宜。

按摩方法 用刮拭法刮拭压皮质下1～2分钟，以按摩部位发红或有酸胀感为宜。

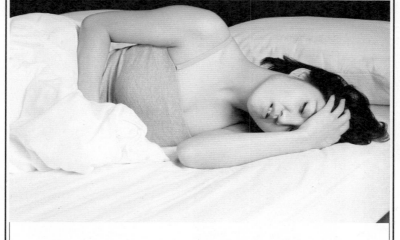

手足耳按摩
调理生活常见病

经常按摩手足耳的穴位及反射区，是激活人体自愈力的最简单途径。腰酸背痛时，力道适中的揉捏能让人如释重负；咳嗽、感冒、便秘只要找到合适的反射区，就能让这些小毛病烟消云散；迁延难愈的慢性病，经常敲打经脉，也能起到辅助治疗作用。只要每天坚持几分钟，不用吃药就能解酸痛、除百病、排毒素、促循环，您还不行动起来吗？

扫二维码看视频

感冒

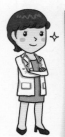

反射区诊断

手掌部青筋暴露，大鱼际青暗，提示有感冒。

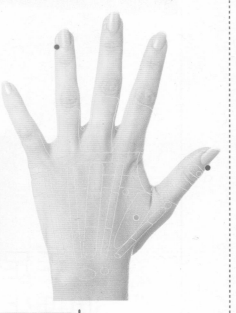

● 少商穴　● 合谷穴　● 关冲穴

手部的反射区按摩

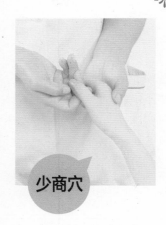

少商穴

按摩方法　用掐法掐按少商穴1～2分钟，以按摩部位发红或有酸胀感为宜。

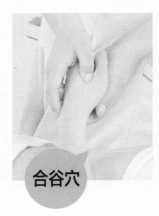

合谷穴

按摩方法 用指按法按压合谷穴1～2分钟，以按摩部位发红或有酸胀感为宜。

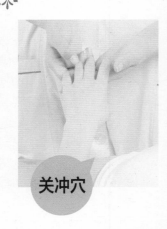

关冲穴

按摩方法　用掐法掐按关冲穴1～2分钟，以按摩部位发红或有酸胀感为宜。

- ● 肺及支气管反射区
- ● 鼻反射区
- ● 肾上腺反射区

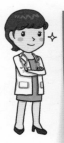

反射区诊断
按揉额窦、三叉神经、鼻、耳反射区手感似捻发样，提示有感冒。

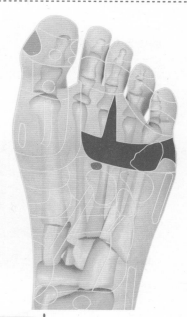

足部的反射区按摩

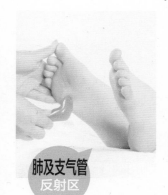

肺及支气管
反射区

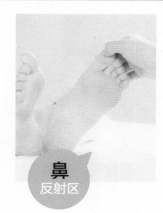

鼻
反射区

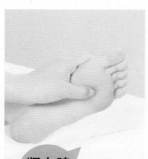

肾上腺
反射区

按摩方法　用刮压法刮压肺及支气管反射区2分钟，以按摩部位发红或有酸胀感为宜。

按摩方法　用掐法掐按鼻反射区2～5分钟，以局部酸痛为宜。

按摩方法　用掐法掐按肾上腺反射区2～5分钟，以按摩部位发红或有酸胀感为宜。

- 肺反射区
- 耳背肺反射区
- 脑干反射区

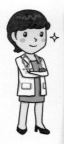

反射区诊断
用耳穴探棒或火柴棒探查压痛点，肺、气管反射区痛感显著，提示有感冒。

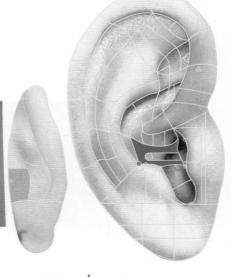

耳部的反射区按摩

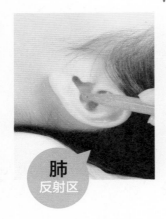

肺
反射区

按摩方法 用切按法切压肺反射区1～2分钟，以按摩部位发红或有酸胀感为宜。

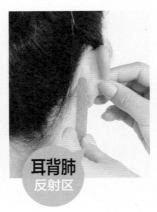

耳背肺
反射区

按摩方法 用切按法切压耳背肺反射区1～2分钟，以按摩部位发红或有酸胀感为宜。

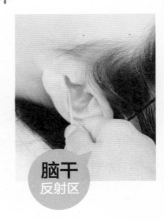

脑干
反射区

按摩方法 用切按法切压脑干反射区1～2分钟，以按摩部位发红或有酸胀感为宜。

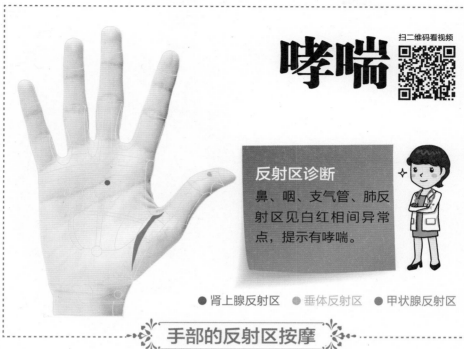

哮喘

扫二维码看视频

反射区诊断

鼻、咽、支气管、肺反射区见白红相间异常点，提示有哮喘。

● 肾上腺反射区　● 垂体反射区　● 甲状腺反射区

手部的反射区按摩

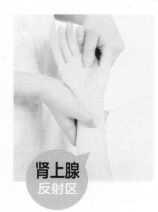

肾上腺
反射区

按摩方法　用指揉法按揉肾上腺反射区1～2分钟，以按摩部位发红或有酸胀感为宜。

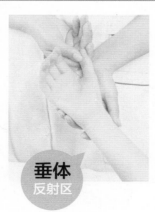

垂体
反射区

按摩方法　用指揉法揉按垂体反射区1～2分钟，以局部酸痛为宜。

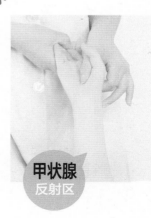

甲状腺
反射区

按摩方法　用指揉法按揉甲状腺反射区1～2分钟，以按摩部位发红或有酸胀感为宜。

● 肺及支气管反射区
● 胸部淋巴结反射区
● 肾上腺反射区

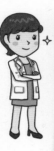

反射区诊断
用拇指由后向前推按左脚肺反射区，出现气感与颗粒，提示有哮喘。

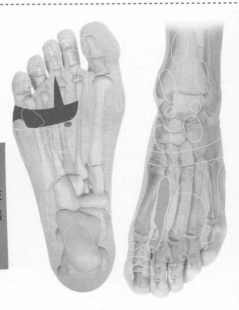

足部的反射区按摩

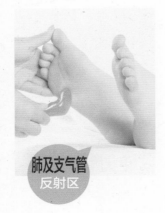

肺及支气管
反射区

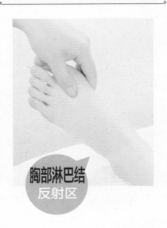

胸部淋巴结
反射区

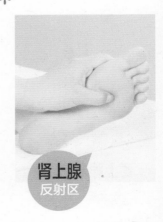

肾上腺
反射区

按摩方法　用刮压法刮压肺及支气管反射区2分钟，以按摩部位发红或有酸胀感为宜。

按摩方法　用拇指指腹按压法按压胸部淋巴结反射区2～5分钟，以局部酸痛为宜。

按摩方法　用拇指腹按压法按压肾上腺反射区2～5分钟，以局部酸痛为宜。

- ● 内分泌反射区
- ● 肺反射区
- ● 耳背肺反射区

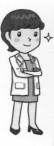

反射区诊断

肺、支气管、气管反射区看到红色或白色点状丘疹，无光泽，提示可能有哮喘。

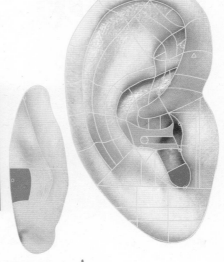

耳部的反射区按摩

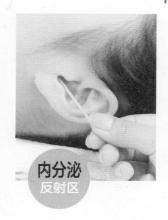

内分泌
反射区

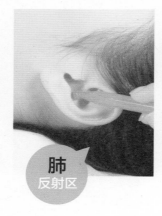

肺
反射区

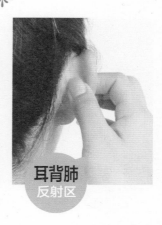

耳背肺
反射区

按摩方法 用切按法切压内分泌反射区 1～2 分钟，以按摩部位发红或有酸胀感为宜。

按摩方法 用切按法切压肺反射区 1～2 分钟，以按摩部位发红或有酸胀感为宜。

按摩方法 用捏揉法揉动耳背肺反射区 1～2 分钟，以按摩部位发红或有酸胀感为宜。

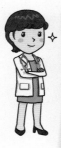

扫二维码看视频

咳嗽

反射区诊断

大鱼际青筋明显，鼻、咽、支气管反射区见白、红相间异常点，提示可能有咳嗽。

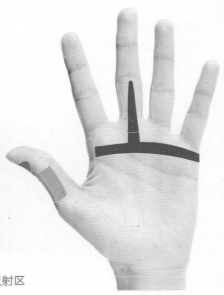

● 肺反射区　　● 食管、气管反射区　　● 鼻反射区

手部的反射区按摩

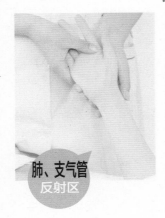

肺、支气管
反射区

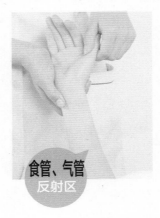

食管、气管
反射区

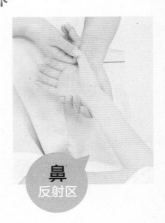

鼻
反射区

按摩方法　用指按法按压肺、支气管反射区1~2分钟，以按摩部位发红或有酸胀感为宜。

按摩方法　用指按法按压食管、气管反射区2分钟，以按摩部位发红或有酸胀感为宜。

按摩方法　用指揉法按揉鼻反射区1~2分钟，以局部酸痛为宜。

- 鼻反射区
- 肺及支气管反射区
- 扁桃体反射区

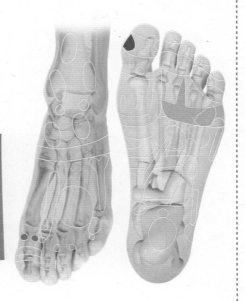

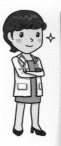

反射区诊断
用拇指由后向前纵向推按左脚肺及支气管反射区，出现气感或颗粒，提示或有咳嗽。

足部的反射区按摩

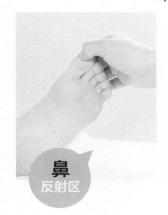

鼻
反射区

按摩方法 用掐法掐按鼻反射区2～5分钟，以按摩部位发红或有酸胀感为宜。

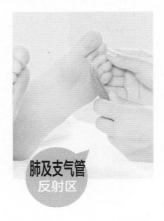

肺及支气管
反射区

按摩方法 用刮压法刮压肺及支气管反射区2～5分钟，以按摩部位发红或有酸胀感为宜。

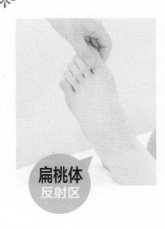

扁桃体
反射区

按摩方法 用掐法掐按扁桃体反射区2～5分钟，以按摩部位发红或有酸胀感为宜。

● 气管反射区
● 耳背肺反射区
● 对屏尖

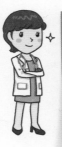

反射区诊断
用耳穴探棒或火柴棒探查压痛点，肺、支气管、气管反射区压痛显著，提示有咳嗽。

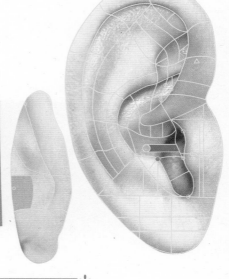

❖ 耳部的反射区按摩 ❖

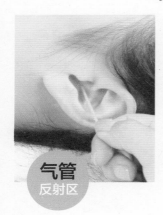

气管
反射区

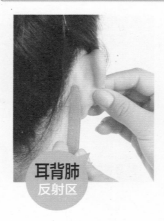

耳背肺
反射区

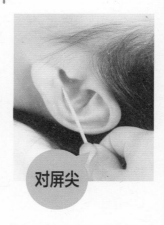

对屏尖

按摩方法 用切按法切压气管反射区1～2分钟，以按摩部位发红或有酸胀感为宜。

按摩方法 用切按法切压耳背肺反射区1～2分钟，以按摩部位发红或有酸胀感为宜。

按摩方法 用切按法切压对屏尖1～2分钟，以按摩部位发红或有酸胀感为宜。

支气管炎

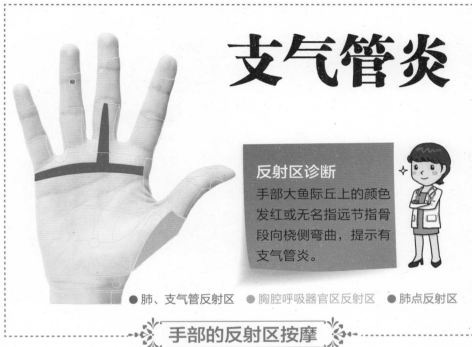

反射区诊断

手部大鱼际丘上的颜色发红或无名指远节指骨段向桡侧弯曲，提示有支气管炎。

● 肺、支气管反射区　● 胸腔呼吸器官区反射区　● 肺点反射区

手部的反射区按摩

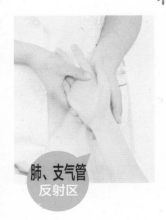

肺、支气管
反射区

按摩方法　用指按法按压肺、支气管反射区1～2分钟，以按摩部位发红或有酸胀感为宜。

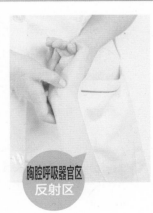

胸腔呼吸器官区
反射区

按摩方法　用掐法掐按胸腔呼吸器官区反射区1～2分钟，以局部酸痛为宜。

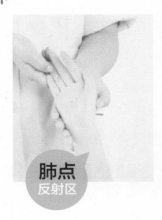

肺点
反射区

按摩方法　用掐法掐按肺点1～2分钟，以局部酸痛为宜。

- ● 肺及支气管反射区
- ● 胸部淋巴结反射区
- ● 下身淋巴结反射区

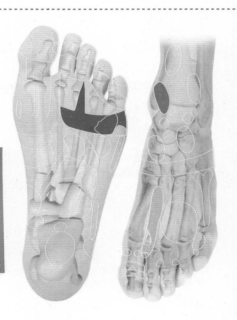

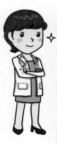

反射区诊断
按压胸部淋巴结、肺及支气管反射区有明显压痛感提示有肺部疾病。

❀ 足部的反射区按摩 ❀

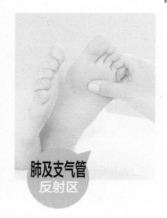

肺及支气管
反射区

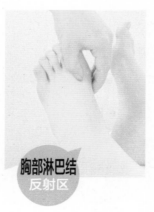

胸部淋巴结
反射区

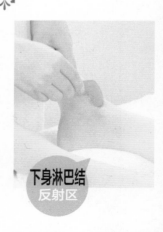

下身淋巴结
反射区

按摩方法 用拇指指腹按压法按压肺及支气管反射区2～5分钟，以按摩部位发红或有酸胀感为宜。

按摩方法 用掐法掐按胸部淋巴结反射区2～5分钟，以按摩部位发红或有酸胀感为宜。

按摩方法 用刮压法刮按下身淋巴结反射区2～5分钟，以局部酸痛为宜。

● 肺反射区
● 风溪
● 耳背肺反射区

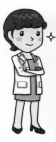
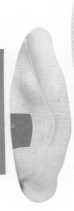
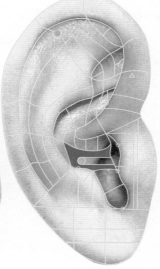

反射区诊断
耳轮红肿，当按压肺、风溪反射区有明显压痛者，提示有肺部疾病。

耳部的反射区按摩

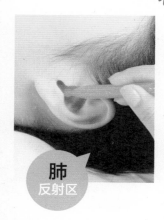

肺
反射区

按摩方法 用搓摩法搓摩肺反射区1～2分钟，以按摩部位发红或有酸胀感为宜。

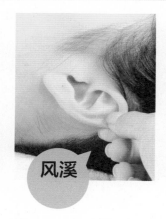

风溪

按摩方法 用捏揉法揉动风溪1～2分钟，以按摩部位发红或有酸胀感为宜。

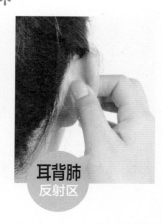

耳背肺
反射区

按摩方法 用捏揉法揉动耳背肺反射区1～2分钟，以按摩部位发红或有酸胀感为宜。

肺炎

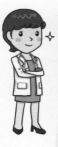

反射区诊断

无名指远节指骨段向桡侧弯曲，按压支气管反射区或肺反射区时，有压痛，提示有肺炎。

● 肺、支气管反射区　● 胸腔呼吸器官区反射区　● 肺点

手部的反射区按摩

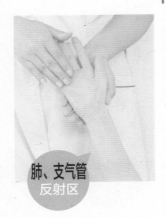

肺、支气管
反射区

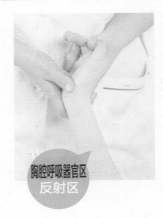

胸腔呼吸器官区
反射区

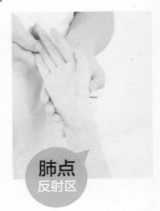

肺点
反射区

按摩方法　用指摩法摩擦肺、支气管反射区1～2分钟，以按摩部位发红或有酸胀感为宜。

按摩方法　用指揉法揉胸腔呼吸器官区反射区1～2分钟，以局部酸痛为宜。

按摩方法　用掐法掐按肺点1～2分钟，以按摩部位发红或有酸胀感为宜。

● 肺及支气管反射区
● 肾上腺反射区
● 上身淋巴结反射区

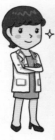

反射区诊断
按压上身淋巴结、肺及支气管反射区有明显压痛感提示有肺部疾病。

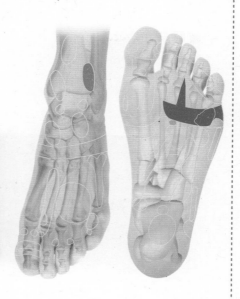

足部的反射区按摩

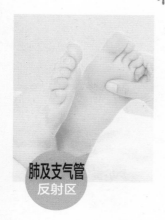

肺及支气管
反射区

按摩方法　用拇指指腹按压法按压肺及支气管反射区 2～5 分钟，以按摩部位发红或有酸胀感为宜。

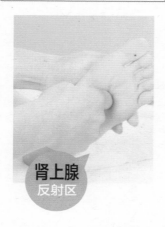

肾上腺
反射区

按摩方法　用食指叩拳法顶压肾上腺反射区 2～5 分钟，以局部酸痛为宜。

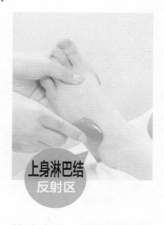

上身淋巴结
反射区

按摩方法　用刮压法刮压上身淋巴结反射区 2～5 分钟，以局部酸痛为宜。

● 肺反射区
● 肾上腺反射区
● 风溪

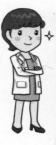

反射区诊断
耳轮红肿，当按压肺、
风溪反射区有明显压痛
者，提示有肺部疾病。

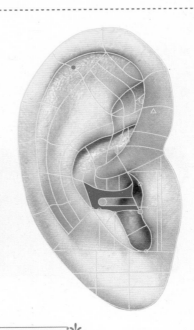

耳部的反射区按摩

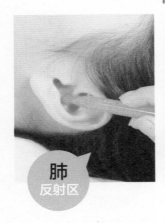

肺
反射区

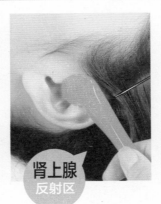

肾上腺
反射区

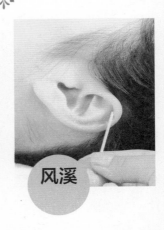

风溪

按摩方法　用切按法切压肺反射区1～2分钟，以按摩部位发红或有酸胀感为宜。

按摩方法　用刮拭法刮拭肾上腺反射区1～2分钟，以按摩部位发红或有酸胀感为宜。

按摩方法　用切按法切压风溪1～2分钟，以有酸胀感为宜。

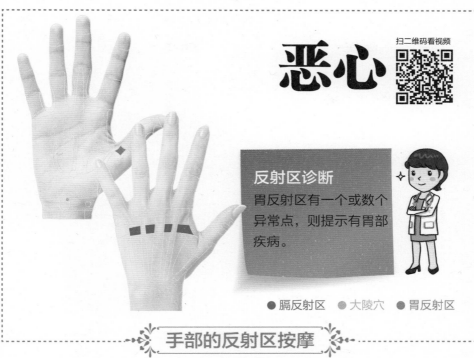

恶心

扫二维码看视频

反射区诊断
胃反射区有一个或数个异常点，则提示有胃部疾病。

● 膈反射区　● 大陵穴　● 胃反射区

手部的反射区按摩

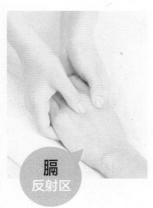

膈
反射区

按摩方法 用指按法按压膈反射区1～2分，以按摩部位发红或有酸胀感为宜。

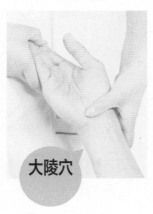

大陵穴

按摩方法 用指揉法按揉大陵穴1～2分钟，以按摩部位发红或有酸胀感为宜。

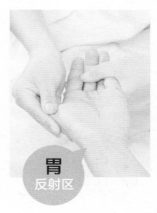

胃
反射区

按摩方法 用指揉法按揉胃反射区1～2分钟，以局部酸痛为宜。

● 肾上腺反射区
● 膀胱反射区
● 甲状腺反射区

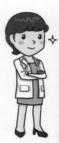

反射区诊断
按揉胃及十二指肠反射区，若触及水泡样气感，则提示有消化不良、恶心。

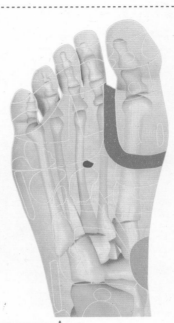

足部的反射区按摩

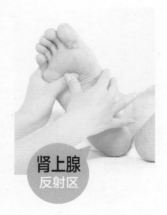

肾上腺
反射区

按摩方法　用拇指腹按压法按压肾上腺反射区2～5分钟，以局部酸痛为宜。

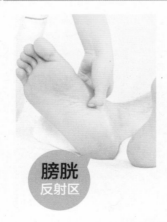

膀胱
反射区

按摩方法　用掐法掐按膀胱反射区2～5分钟，以按摩部位发红或有酸胀感为宜。

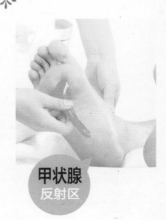

甲状腺
反射区

按摩方法　用刮压法刮压甲状腺反射区2～5分钟，以按摩部位发红或有酸胀感为宜。

● 心反射区
● 枕反射区
● 三焦反射区

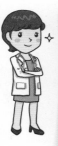

反射区诊断
胃反射区见片状白色或
有部分皮肤增厚，提示
有恶心。

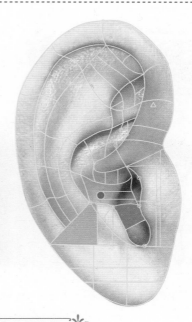

耳部的反射区按摩

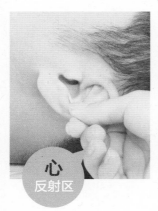

心
反射区

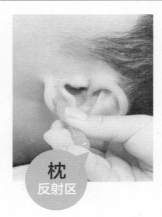

枕
反射区

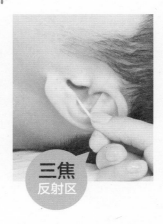

三焦
反射区

按摩方法 用搓摩法搓摩心反射区1～2分钟，以按摩部位发红或有酸胀感为宜。

按摩方法 用搓摩法搓摩枕反射区1～2分钟，以按摩部位发红或有酸胀感为宜。

按摩方法 用搓摩法搓摩三焦反射区1～2分钟，以按摩部位发红或有酸胀感为宜。

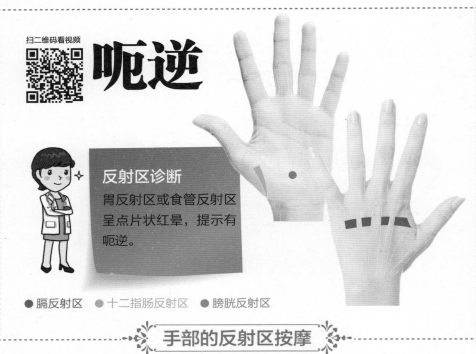

扫二维码看视频

呃逆

反射区诊断

胃反射区或食管反射区呈点片状红晕，提示有呃逆。

● 膈反射区 ● 十二指肠反射区 ● 膀胱反射区

手部的反射区按摩

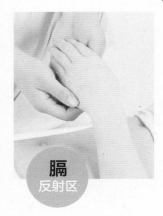

膈
反射区

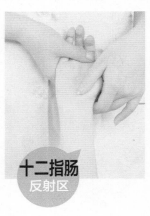

十二指肠
反射区

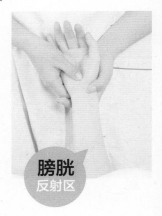

膀胱
反射区

按摩方法 用指按法按压膈反射区1～2分钟，以按摩部位发红或有酸胀感为宜。

按摩方法 用指揉法按揉十二指肠反射区1～2分钟，以按摩部位发红或有酸胀感为宜。

按摩方法 用指揉法按揉膀胱反射区1～2分钟，以按摩部位发红或有酸胀感为宜。

● 颈项反射区
● 肺及支气管反射区
● 心反射区

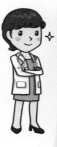

反射区诊断
推按胃及十二指肠反射区或腹腔神经反射区，遇到气感或颗粒，提示有呃逆。

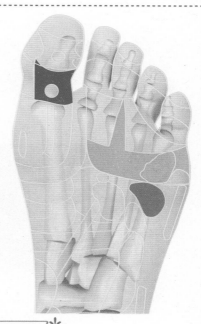

足部的反射区按摩

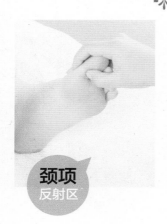

颈项
反射区

按摩方法 用掐法掐按颈项反射区2～5分钟，以按摩部位发红或有酸胀感为宜。

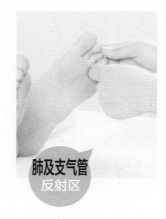

肺及支气管
反射区

按摩方法 用食指叩拳法顶压肺及支气管反射区2～5分钟，以按摩部位发红或有酸胀感为宜。

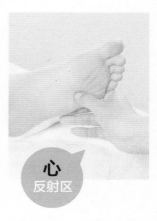

心
反射区

按摩方法 用掐法掐按心反射区2～5分钟，以按摩部位发红或有酸胀感为宜。

● 胃反射区
● 交感
● 皮质下

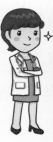

反射区诊断
胃反射区见片状白色或
有部分皮肤增厚，提示
有呃逆。

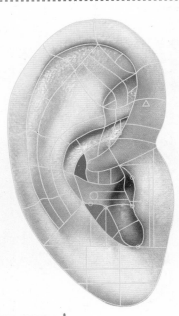

耳部的反射区按摩

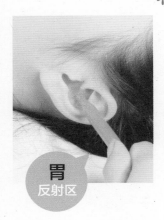

胃
反射区

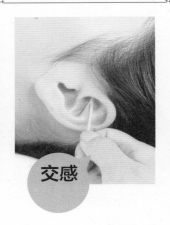

交感

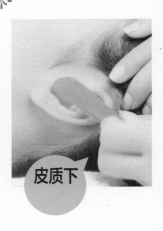

皮质下

按摩方法　用切按法切
压胃反射区1～2分钟，
以按摩部位发红或有酸
胀感为宜。

按摩方法　用切按法切
压交感1～2分钟，以有
酸胀感为宜。

按摩方法　用刮拭法刮
拭皮质下1～2分钟，
以按摩部位发红或有酸
胀感为宜。

消化不良

扫二维码看视频

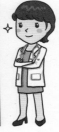

反射区诊断

胃反射区见点片状红晕，提示有消化不良。

● 胃脾大肠区反射区　● 胆囊反射区　● 胃反射区

手部的反射区按摩

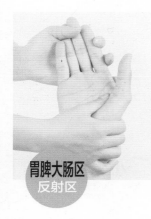

胃脾大肠区
反射区

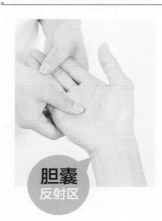

胆囊
反射区

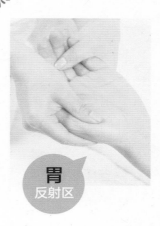

胃
反射区

按摩方法　用指按法按压胃脾大肠区反射区 2 分钟，以按摩部位发红或有酸胀感为宜。

按摩方法　用指按法按压胆囊反射区 1～2 分钟，以按摩部位发红或有酸胀感为宜。

按摩方法　用指按法按压胃反射区 1～2 分钟，以按摩部位发红或有酸胀感为宜。

● 脑垂体反射区
● 脾反射区
● 小肠反射区

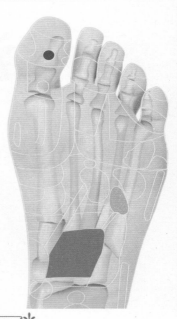

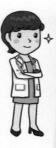

反射区诊断
推按脾反射区或腹腔神经反射区，有气感或颗粒，提示有消化不良。

足部的反射区按摩

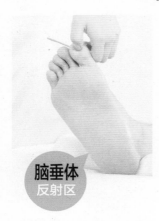

脑垂体
反射区

按摩方法 用掐法掐按脑垂体反射区2～5分钟，以按摩部位发红或有酸胀感为宜。

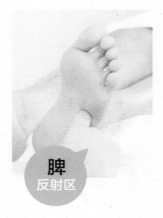

脾
反射区

按摩方法 用单食指叩拳法顶压脾反射区2～5分钟，以按摩部位发红或有酸胀感为宜。

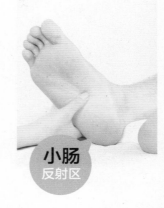

小肠
反射区

按摩方法 用拇指指腹按压法按压小肠反射区2～5分钟，以局部酸痛为宜。

- 胃反射区
- 内分泌反射区
- 直肠反射区

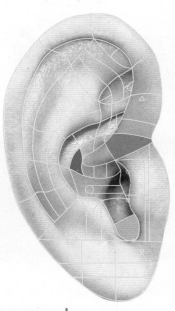

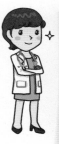

反射区诊断
用耳穴探棒或火柴棒探查压痛点，胃反射区酸痛显著，提示有腹胀。

耳部的反射区按摩

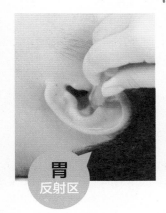

胃 反射区

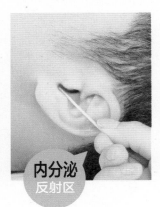

内分泌 反射区

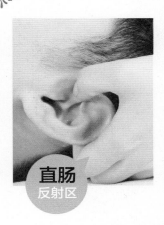

直肠 反射区

按摩方法　用切按法切压胃反射区1～2分钟，以按摩部位发红或有酸胀感为宜。

按摩方法　用切按法切压内分泌反射区1～2分钟，以按摩部位发红或有酸胀感为宜。

按摩方法　用切按法切压直肠反射区1～2分钟，以按摩部位发红或有酸胀感为宜。

扫二维码看视频

胃肠炎

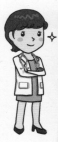

反射区诊断

小鱼际见红白相间斑点，赤白肉线青暗明显，提示有胃肠炎。

● 胃反射区　● 十二指肠反射区　● 小肠反射区

手部的反射区按摩

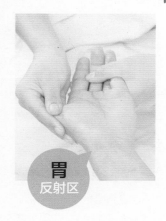

胃 反射区

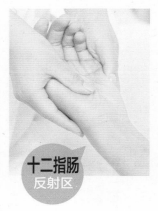

十二指肠 反射区

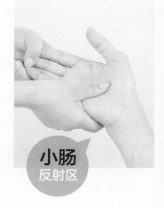

小肠 反射区

按摩方法　用指揉法按揉胃反射区1～2分钟，以按摩部位发红或有酸胀感为宜。

按摩方法 用指揉法按揉十二指肠反射区1～2分钟，以按摩部位发红或有酸胀感为宜。

按摩方法　用指揉法按揉小肠反射区1～2分钟，以按摩部位发红或有酸胀感为宜。

- ● 胃反射区
- ● 十二指肠反射区
- ● 横结肠反射区

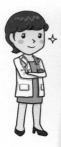

反射区诊断
推按降结肠或直肠反射区，遇到气感或颗粒，提示有胃肠炎。

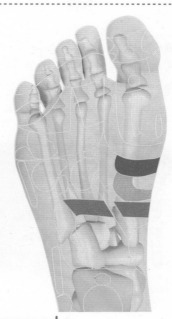

足部的反射区按摩

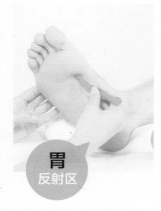

胃
反射区

按摩方法 用刮压法刮压胃反射区2～5分钟，以按摩部位发红或有酸胀感为宜。

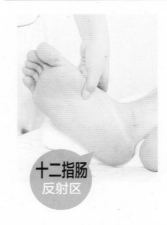

十二指肠
反射区

按摩方法 用拇指指腹按压法按压十二指肠反射区2～5分钟，以按摩部位有酸胀感为宜。

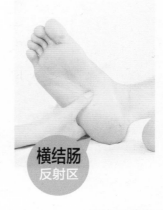

横结肠
反射区

按摩方法 用拇指按压横结肠反射区2～5分钟，以按摩部位发红或有酸胀感为宜。

● 胃反射区
● 小肠反射区
● 大肠反射区

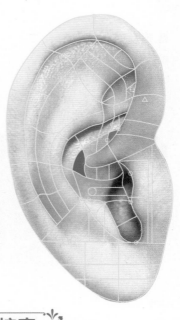

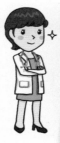

反射区诊断
在大、小肠反射区有片状或丘疹充血，并有脂溢，提示有肠胃炎。

耳部的反射区按摩

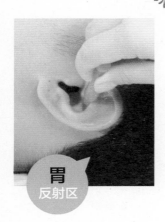

胃
反射区

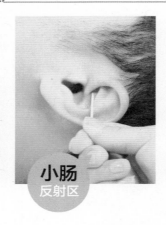

小肠
反射区

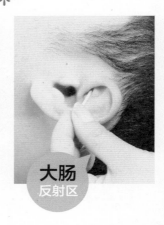

大肠
反射区

按摩方法　用切按法切压胃反射区1～2分钟，以按摩部位发红或有酸胀感为宜。

按摩方法　用切按法切压小肠反射区1～2分钟，以按摩部位发红或有酸胀感为宜。

按摩方法　用切按法切压大肠反射区1～2分钟，以按摩部位发红或有酸胀感为宜。

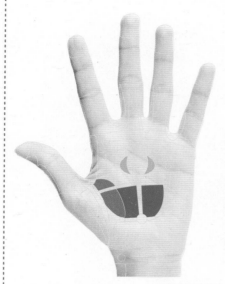

便秘

扫二维码看视频

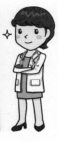

反射区诊断

大鱼际暗青，掌色晦黯，提示有便秘。

● 小肠反射区　　● 腹腔神经丛反射区　　● 胃脾大肠区反射区

手部的反射区按摩

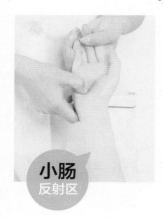

小肠
反射区

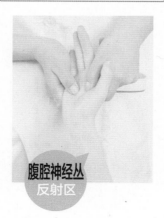

腹腔神经丛
反射区

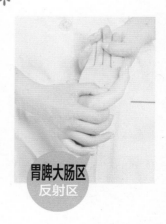

胃脾大肠区
反射区

按摩方法　用掐法掐按小肠反射区1～2分钟，以按摩部位发红或有酸胀感为宜。

按摩方法　用指按法按压腹腔神经丛反射区1～2分钟，以局部酸痛为宜。

按摩方法　用指按法按压胃脾大肠区反射区1～2分钟，以按摩部位发红或有酸胀感为宜。

- ● 肛门反射区
- ● 十二指肠反射区
- ● 小肠反射区

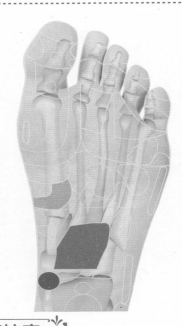

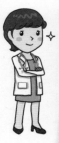

反射区诊断

推按降结肠或直肠反射区，遇到块状结节，提示有便秘。

足部的反射区按摩

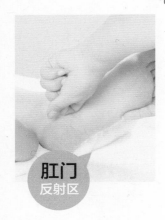

肛门
反射区

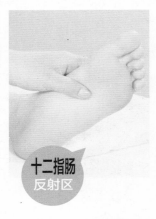

十二指肠
反射区

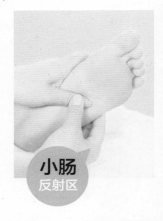

小肠
反射区

按摩方法 用单食指叩拳法顶压肛门反射区2～5分钟，以局部酸痛为宜。

按摩方法 用拇指腹按压法按压十二指肠反射区2～5分钟，以按摩部位有酸胀感为宜。

按摩方法 用拇指指腹按压法按压小肠反射区2～5分钟，以按摩部位发红或有酸胀感为宜。

- ● 三焦反射区
- ● 大肠反射区
- ● 肛门反射区

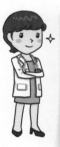

反射区诊断
肺反射区见糠皮样皮屑，不易擦去，提示有便秘。

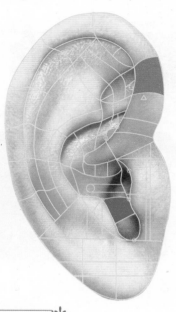

耳部的反射区按摩

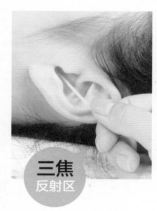

三焦 反射区

按摩方法　用切按法切压三焦反射区1～2分钟，以按摩部位发红或有酸胀感为宜。

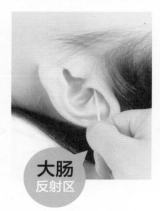

大肠 反射区

按摩方法　用切按法切压大肠反射区1～2分钟，以按摩部位发红或有酸胀感为宜。

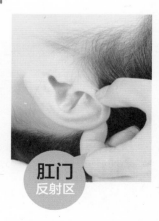

肛门 反射区

按摩方法　用切按法切压肛门反射区1～2分钟，以按摩部位发红或有酸胀感为宜。

扫二维码看视频

痔疮

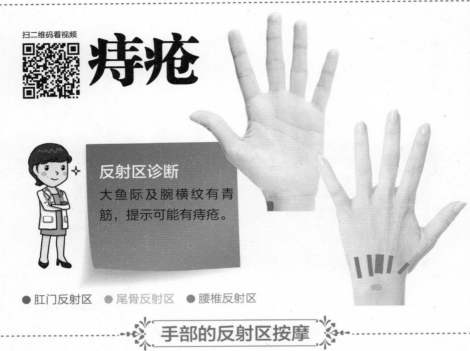

反射区诊断

大鱼际及腕横纹有青筋，提示可能有痔疮。

● 肛门反射区　● 尾骨反射区　● 腰椎反射区

手部的反射区按摩

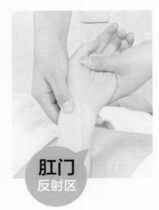

肛门
反射区

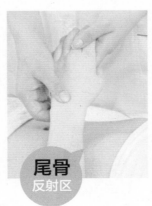

尾骨
反射区

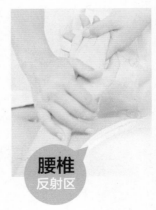

腰椎
反射区

按摩方法　用指按法按压肛门反射区1～2分钟，以按摩部位发红或有酸胀感为宜。

按摩方法　用指按法按压尾骨反射区1～2分钟，以按摩部位发红或有酸胀感为宜。

按摩方法　用擦法推擦腰椎反射区1～2分钟，以按摩部位发红或有酸胀感为宜。

- ● 肛门反射区
- ● 小肠反射区
- ● 十二指肠反射区

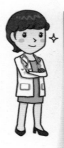

反射区诊断
结肠反射区有敏感的压痛点，提示有痔疮。

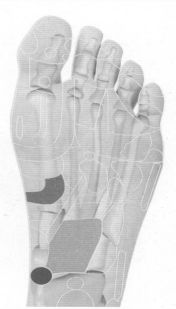

足部的反射区按摩

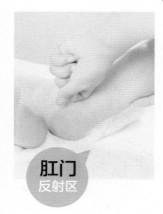

肛门 反射区

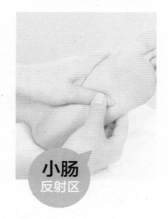

小肠 反射区

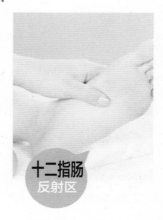

十二指肠 反射区

按摩方法 用单食指叩拳法顶压肛门反射区2～5分钟，以按摩部位发红或有酸胀感为宜。

按摩方法 用拇指指腹按压法按压小肠反射区2～5分钟，以按摩部位发红或有酸胀感为宜。

按摩方法 用拇指指腹按压十二指肠反射区2～5分钟，以局部酸痛为宜。

- ● 三焦反射区
- ● 大肠反射区
- ● 直肠反射区

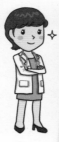
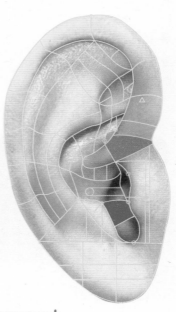

反射区诊断
用耳穴探棒或火柴棒探查压痛点，三焦反射区有压痛，提示有痔疮。

耳部的反射区按摩

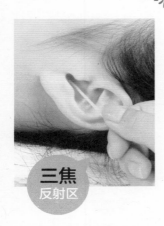
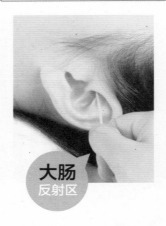
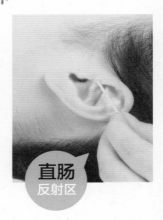

三焦 反射区

大肠 反射区

直肠 反射区

按摩方法 用切按法切压三焦反射区1～2分钟，以按摩部位发红或有酸胀感为宜。

按摩方法 用切按法切压大肠反射区1～2分钟，以按摩部位发红或有酸胀感为宜。

按摩方法 用切按法切压直肠反射区1～2分钟，以按摩部位发红或有酸胀感为宜。

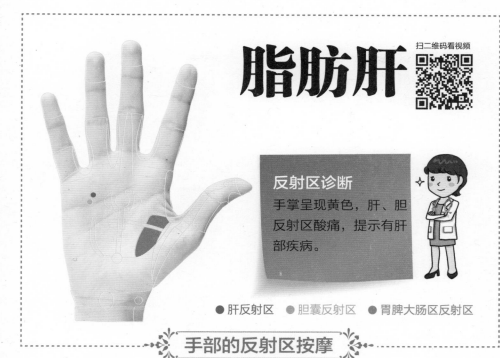

脂肪肝

扫二维码看视频

反射区诊断

手掌呈现黄色，肝、胆反射区酸痛，提示有肝部疾病。

● 肝反射区　● 胆囊反射区　● 胃脾大肠区反射区

手部的反射区按摩

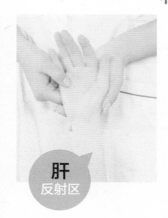

肝
反射区

按摩方法　用指按法按压肝反射区1～2分钟，以按摩部位发红或有酸胀感为宜。

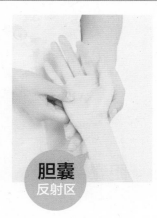

胆囊
反射区

按摩方法　用指按法按压胆囊反射区1～2分钟，以按摩部位发红或有酸胀感为宜。

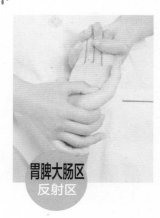

胃脾大肠区
反射区

按摩方法　用指按法按压胃脾大肠区反射区1～2分钟，以按摩部位发红或有酸胀感为宜。

● 肝反射区
● 胆囊反射区
● 十二指肠反射区

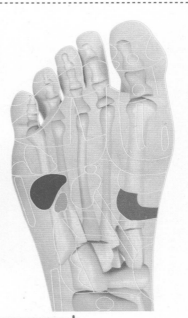

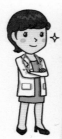

反射区诊断
足拇趾趾腹为暗红色，
肝、胆囊、十二指肠反
射区有酸痛感，提示有
肝部疾病。

足部的反射区按摩

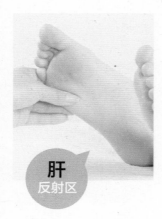

肝
反射区

按摩方法　拇指腹按压
法按压肝反射区 2～5
分钟，以按摩部位发红
或有酸胀感为宜。

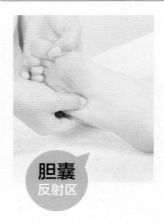

胆囊
反射区

按摩方法　用拇指指腹
按压法按压胆囊反射区
2～5 分钟，以局部酸
痛为宜。

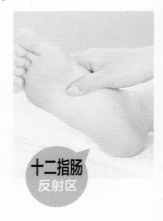

十二指肠
反射区

按摩方法　用拇指腹按
压法按十二指肠反射区
2～5 分钟，以局部酸
痛为宜。

● 肝反射区
● 胃反射区
● 耳背肝反射区

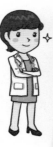

反射区诊断
肝或胆反射区呈点状或片状红晕、暗红、暗灰、苍白等，提示有脂肪肝。

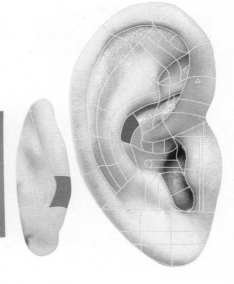

耳部的反射区按摩

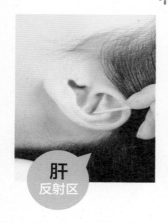

肝
反射区

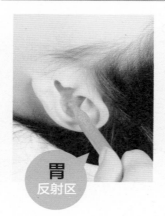

胃
反射区

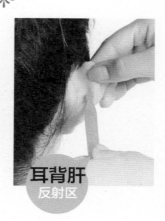

耳背肝
反射区

按摩方法 用切按法切压肝反射区1～2分钟，以按摩部位发红或有酸胀感为宜。

按摩方法 用切按法切压胃反射区1～2分钟，以按摩部位发红或有酸胀感为宜。

按摩方法 用切按法切压耳背肝反射区1～2分钟，以按摩部位发红或有酸胀感为宜。

扫二维码看视频

牙痛

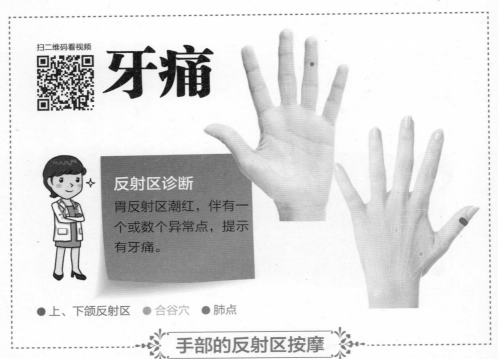

反射区诊断

胃反射区潮红，伴有一个或数个异常点，提示有牙痛。

● 上、下颌反射区　● 合谷穴　● 肺点

手部的反射区按摩

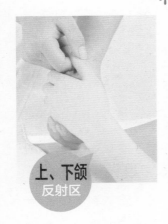

上、下颌
反射区

按摩方法　用指按法按压上、下颌反射区1～2分钟，以按摩部位发红或有酸胀感为宜。

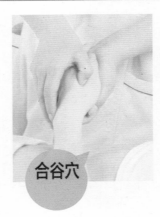

合谷穴

按摩方法　用掐法掐按合谷穴1～2分钟，以按摩部位发红或有酸胀感为宜。

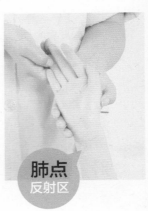

肺点
反射区

按摩方法　用掐法掐按肺点1～2分钟，以按摩部位发红或有酸胀感为宜。

● 上颌反射区
● 下颌反射区
● 三叉神经反射区

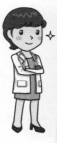

反射区诊断
推按三叉神经反射区，手感如捻发样，或有颗粒感，提示有牙痛。

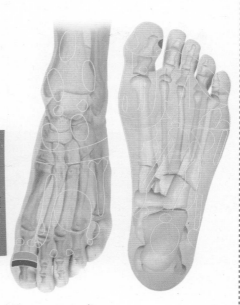

足部的反射区按摩

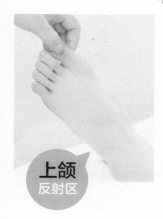

上颌
反射区

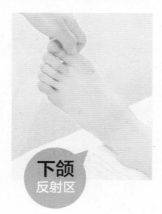

下颌
反射区

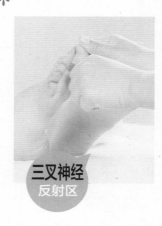

三叉神经
反射区

按摩方法 用掐法掐按上颌反射区2～5分钟，以按摩部位发红或有酸胀感为宜。

按摩方法 用掐法掐按下颌反射区2～5分钟，以按摩部位发红或有酸胀感为宜。

按摩方法 用掐法掐按三叉神经反射区2～5分钟，以局部酸痛为宜。

● 牙反射区
● 胃反射区
● 颌反射区

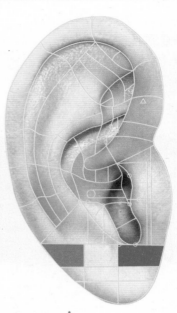

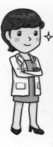

反射区诊断
用耳穴探棒或火柴棒探查压痛点，牙反射区压痛显著，提示有牙痛。

耳部的反射区按摩

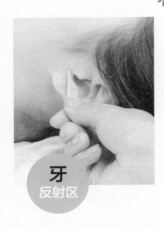

牙
反射区

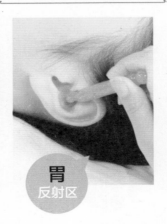

胃
反射区

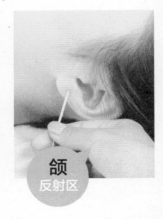

颌
反射区

按摩方法　用切按法切压牙反射区1～2分钟，以按摩部位发红或有酸胀感为宜。

按摩方法　用搓摩法搓摩胃反射区1～2分钟，以按摩部位发红或有酸胀感为宜。

按摩方法　用切按法切压颌反射区1～2分钟，以按摩部位发红或有酸胀感为宜。

口腔溃疡

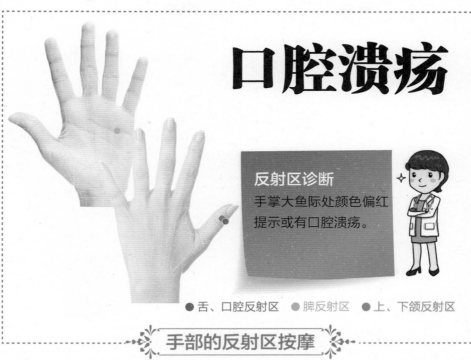

反射区诊断
手掌大鱼际处颜色偏红提示或有口腔溃疡。

● 舌、口腔反射区　● 脾反射区　● 上、下颌反射区

手部的反射区按摩

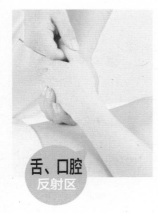
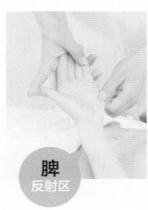
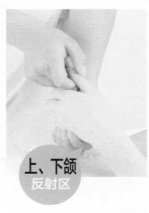

舌、口腔
反射区

脾
反射区

上、下颌
反射区

按摩方法　用指按法按压舌、口腔反射区1～2分钟，以局部皮肤酸痛为宜。

按摩方法　用揪法揪脾反射区1～2分钟，以按摩部位发红或有酸胀感为宜。

按摩方法　用指揉法按揉上、下颌反射区1～2分钟，以按摩部位发红或有酸胀感为宜。

● 口腔、舌反射区
● 肾上腺反射区
● 下身淋巴结反射区

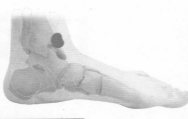

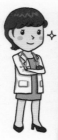

反射区诊断
按揉口腔、舌反射区有酸痛感，或口腔、舌反射区红肿脱皮，提示有口腔溃疡。

足部的反射区按摩

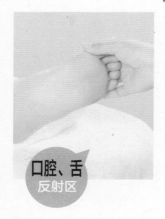

口腔、舌
反射区

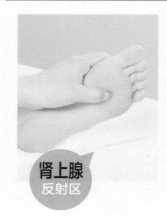

肾上腺
反射区

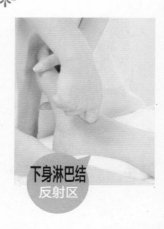

下身淋巴结
反射区

按摩方法　用拇指腹按压法按压口腔、舌反射区2～5分钟，以按摩部位发红或有酸胀感为宜。

按摩方法　拇指指腹按压法按压肾上腺反射区2～5分钟，以局部酸痛为宜。

按摩方法　用单食指叩拳法顶压下身淋巴结反射区2～5分钟，以按摩部位发红或有酸胀感为宜。

- ● 舌反射区
- ● 颌反射区
- ● 结节反射区

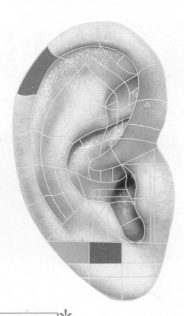

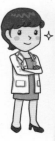

反射区诊断

用耳穴探棒或火柴棒探查压痛点，舌及颌反射区压痛显著，提示有口腔溃疡。

耳部的反射区按摩

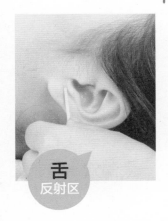

舌 反射区

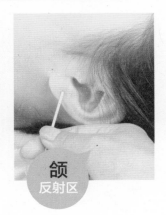

颌 反射区

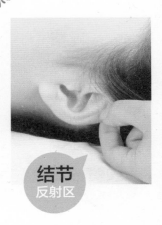

结节 反射区

按摩方法 用切按法切压舌反射区1～2分钟，以按摩部位发红或有酸胀感为宜。

按摩方法 用切按法切压颌反射区1～2分钟，以按摩部位发红或有酸胀感为宜。

按摩方法 用切按法切压结节反射区1～2分钟，以按摩部位发红或有酸胀感为宜。

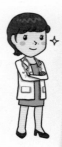

扫二维码看视频

慢性鼻炎

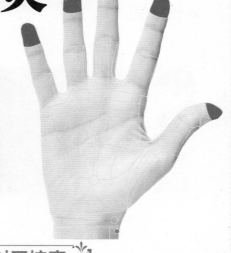

反射区诊断

手掌青筋明显，大鱼际暗青，鼻反射区有白红相间异常点，提示有慢性鼻炎。

● 额窦反射区　● 鼻反射区　● 太渊穴

手部的反射区按摩

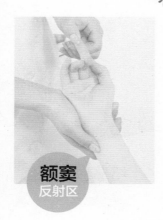

额窦
反射区

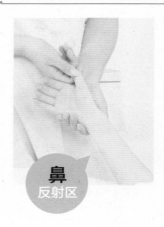

鼻
反射区

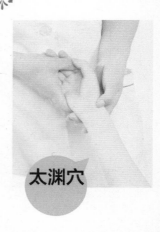

太渊穴

按摩方法　用指揉法按揉额窦反射区1～2分钟，以按摩部位发红或有酸胀感为宜。

按摩方法　用指按法按压鼻反射区1～2分钟，以按摩部位发红或有酸胀感为宜。

按摩方法　用掐法掐按太渊穴1～2分钟，以按摩部位发红或有酸胀感为宜。

- 鼻反射区
- 肺及支气管反射区
- 额窦反射区

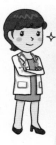

反射区诊断
推按鼻反射区，手感如
捻发样，或有颗粒感，
提示有慢性鼻炎。

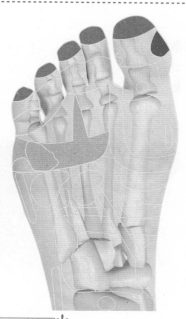

足部的反射区按摩

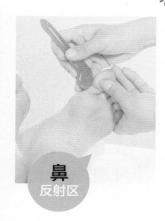

鼻
反射区

按摩方法　用刮压法刮
压鼻反射区2～5分钟，
以按摩部位发红或有酸
胀感为宜。

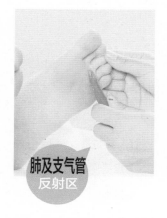

肺及支气管
反射区

按摩方法　用刮压法刮压
肺及支气管反射区2～5
分钟，以按摩部位发红
或有酸胀感为宜。

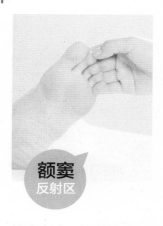

额窦
反射区

按摩方法　用掐法掐按
额窦反射区2～5分钟，
以按摩部位发红或有酸
胀感为宜。

● 神门反射区
● 肾上腺反射区
● 外鼻反射区

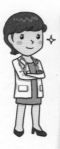

反射区诊断
用耳穴探棒探查压痛点，鼻反射区压痛显著，提示有慢性鼻炎。

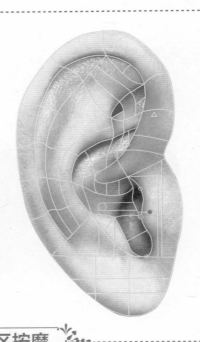

耳部的反射区按摩

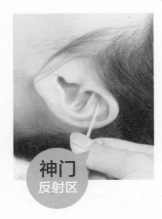

神门
反射区

按摩方法 用切按法切压神门反射区1～2分钟，以按摩部位发红或有酸胀感为宜。

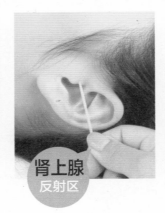

肾上腺
反射区

按摩方法 用切按法切压肾上腺反射区1～2分钟，以按摩部位发红或有酸胀感为宜。

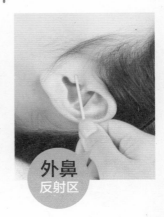

外鼻
反射区

按摩方法 用切按法切压外鼻反射区1～2分钟，以按摩部位发红或有酸胀感为宜。

甲状腺功能亢进症

扫二维码看视频

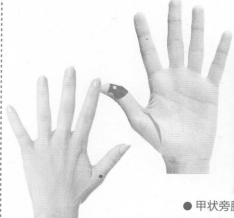

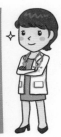

反射区诊断

食指和中指缝下方有暗红色异常点，掌色暗青，提示有甲亢。

● 甲状旁腺反射区　● 甲状腺反射区　● 大脑反射区

手部的反射区按摩

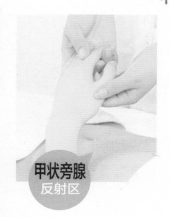

甲状旁腺
反射区

按摩方法　用指揉法按揉甲状旁腺反射区1～2分钟，以按摩部位发红或有酸胀感为宜。

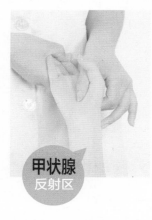

甲状腺
反射区

按摩方法　用指揉法按揉甲状腺反射区1～2分钟，以按摩部位发红或有酸胀感为宜。

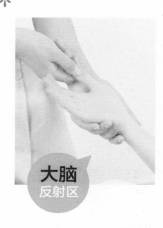

大脑
反射区

按摩方法　用揪法揪大脑反射区1～2分钟，以按摩部位发红或有酸胀感为宜。

- 头及颈部淋巴结反射区
- 脑垂体反射区
- 甲状旁腺反射区

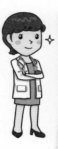

反射区诊断
按揉甲状腺反射区，酸痛感显著，提示有甲亢。

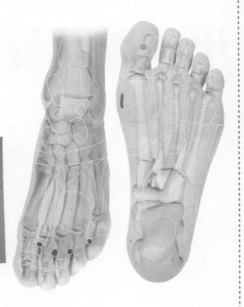

足部的反射区按摩

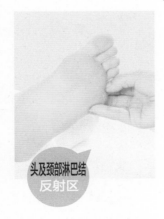

头及颈部淋巴结
反射区

按摩方法 用掐法掐按头及颈部淋巴结反射区2～5分钟，以局部酸痛为宜。

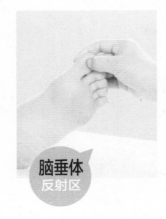

脑垂体
反射区

按摩方法 用掐法掐按脑垂体反射区2～5分钟，以按摩部位发红或有酸胀感为宜。

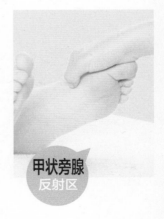

甲状旁腺
反射区

按摩方法 用掐法掐按甲状旁腺反射区2～5分钟，以按摩部位发红或有酸胀感为宜。

● 内分泌反射区
● 皮质下
● 脾反射区

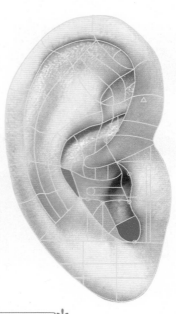

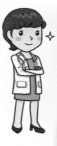

反射区诊断
用耳穴探棒探查压痛点，内分泌反射区痛感显著，提示有甲亢。

耳部的反射区按摩

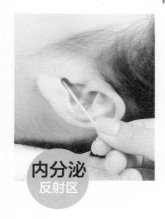

内分泌
反射区

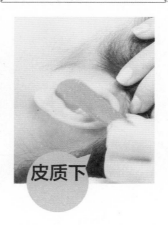

皮质下

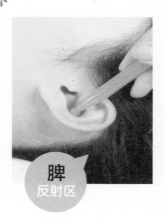

脾
反射区

按摩方法 用切按法切压内分泌反射区 1～2 分钟，以按摩部位发红或有酸胀感为宜。

按摩方法 用刮拭法刮拭皮质下 1～2 分钟，以按摩部位发红或有酸胀感为宜。

按摩方法 用搓摩法搓摩脾反射区 1～2 分钟，以按摩部位发红或有酸胀感为宜。

扫二维码看视频

耳鸣耳聋

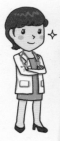

反射区诊断

手掌焦枯，青筋暴起，耳反射区有压痛感，提示有耳部疾病。

● 耳反射区　　● 三叉神经反射区　　● 内耳迷路反射区

手部的反射区按摩

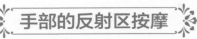

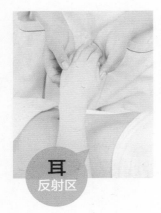

耳
反射区

按摩方法　用指按法按揉耳反射区1～2分钟，以按摩部位发红或有酸胀感为宜。

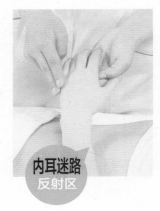

内耳迷路
反射区

按摩方法　用指摩法摩擦内耳迷路反射区1～2分钟，以按摩部位发红或有酸胀感为宜。

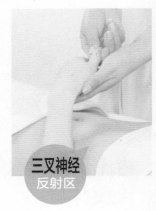

三叉神经
反射区

按摩方法　用指揉法按揉三叉神经反射区1～2分钟，以局部酸痛为宜。

● 内耳反射区
● 脑干
● 颈椎反射区

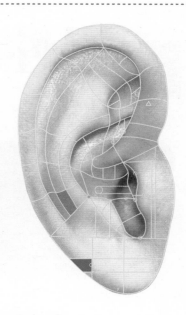

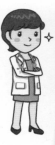

反射区诊断
用耳穴探棒或火柴棒探查下列反射区，压痛显著。

耳部的反射区按摩

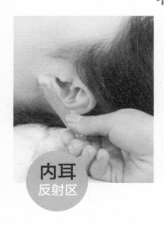

内耳
反射区

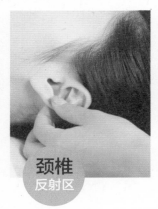

颈椎
反射区

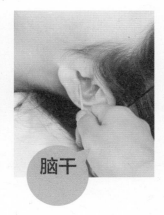

脑干

按摩方法　用切按法切压内耳反射区1～2分钟，以按摩部位发红或有酸胀感为宜。

按摩方法　用揉捏法揉捏颈椎反射区1～2分钟，以按摩部位发红或有酸胀感为宜。

按摩方法　用切按法切压脑干反射区1～2分钟，以按摩部位发红或有酸胀感为宜。

扫二维码看视频

慢性咽炎

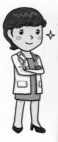

反射区诊断

大鱼际丘上部的颜色发红，舌、口腔反射区有压痛感,提示有咽喉疾患。

●舌、口腔反射区　●肺、支气管反射区　●上身淋巴结反射区

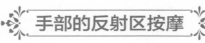

手部的反射区按摩

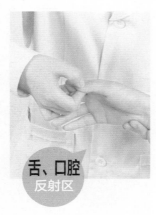

舌、口腔
反射区

按摩方法　用指按法按压舌、口腔反射区1～2分钟,以局部酸痛为宜。

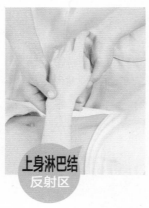

上身淋巴结
反射区

按摩方法　采用指揉法按揉上身淋巴结反射区1～2分钟，以按摩部位发红或有酸胀感为宜。

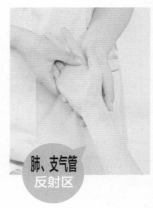

肺、支气管
反射区

按摩方法　采用指按法按压肺、支气管反射区1～2分钟,以局部酸痛为宜。

● 心反射区
● 扁桃体反射区
● 气管反射区

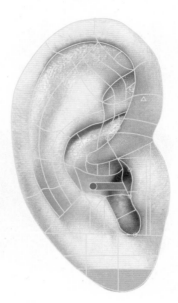

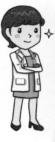

反射区诊断
用耳穴探棒或火柴棒探查下列反射区，压痛显著。

耳部的反射区按摩

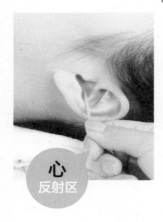

心
反射区

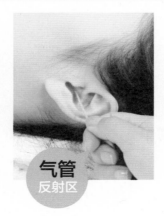

气管
反射区

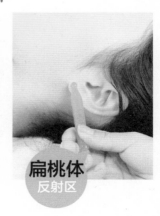

扁桃体
反射区

按摩方法　用切按法切压心反射区1～2分钟，以按摩部位发红或有酸胀感为宜。

按摩方法　用切按法切压气管反射区1～2分钟，以按摩部位发红或有酸胀感为宜。

按摩方法　用搓摩法搓摩扁桃体反射区1～2分钟，以按摩部位发红或有酸胀感为宜。

中耳炎

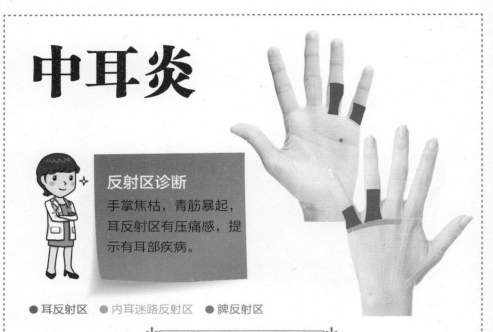

反射区诊断
手掌焦枯，青筋暴起，耳反射区有压痛感，提示有耳部疾病。

● 耳反射区　● 内耳迷路反射区　● 脾反射区

手部的反射区按摩

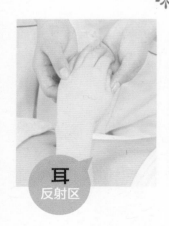

耳
反射区

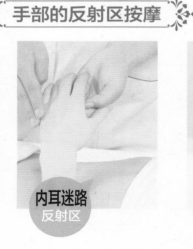

内耳迷路
反射区

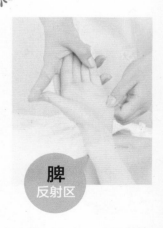

脾
反射区

按摩方法　用指按法按揉耳反射区1～2分钟，以按摩部位发红或有酸胀感为宜。

按摩方法　指摩法摩擦内耳迷路反射区1～2分钟，以按摩部位发红或有酸胀感为宜。

按摩方法　用揪法揪脾反射区1～2分钟，以按摩部位发红或有酸胀感为宜。

- 耳反射区
- 额窦反射区
- 肾上腺反射区

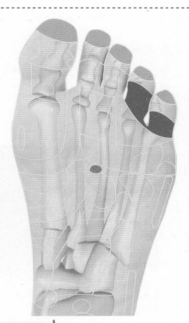

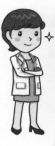

反射区诊断
足部颜色青黑干枯，耳、额窦反射区有酸痛感，提示有耳部疾患。

足部的反射区按摩

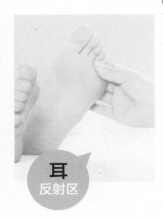

耳
反射区

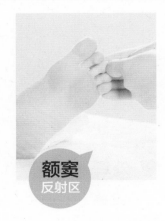

额窦
反射区

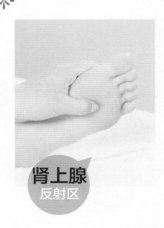

肾上腺
反射区

按摩方法　用拇指指腹按压法按压耳反射区2～5分钟，以局部酸痛为宜。

按摩方法　用掐法掐按额窦反射区2～5分钟，以局部酸痛为宜。

按摩方法　用拇指指腹按压法按压肾上腺反射区2～5分钟，以按摩部位有酸胀感为宜。

● 内耳反射区
● 外耳反射区
● 颞反射区

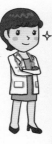

反射区诊断
耳郭焦枯，青筋暴起，内耳、外耳反射区有水泡丘疹及灰色丘疹，提示有中耳炎。

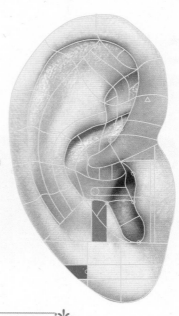

耳部的反射区按摩

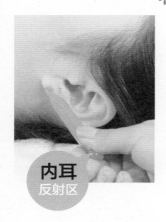

内耳
反射区

按摩方法 用切按法切压内耳反射区1～2分钟，以按摩部位发红或有酸胀感为宜。

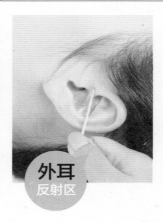

外耳
反射区

按摩方法 用切按法切压外耳反射区1～2分钟，以按摩部位发红或有酸胀感为宜。

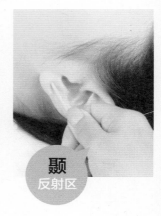

颞
反射区

按摩方法 用切按法切压颞反射区1～2分钟，以按摩部位发红或有酸胀感为宜。

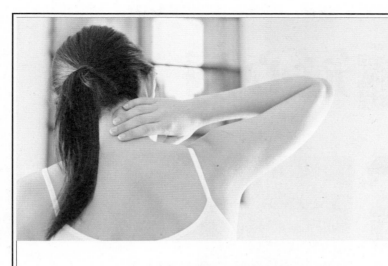

手足耳按摩
调理中老年慢性病

第4章

随着我国老龄化加快的趋势，空巢家庭和独居老人的现象越来越多，家庭赡养功能弱化的特点逐步凸显，老年人的健康，老年人的生活质量，以及老年慢性病的预防治疗，已引起政府和社会各界高度重视。手足耳按摩这一自然疗法对一些中老年慢性病具有西医无法比拟的优势，中医将"治未病"理论应用于预防保健为主的健康管理中，降低慢性病的发病率。

扫二维码看视频

冠心病

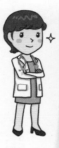

反射区诊断

指甲呈青紫色,用拇指按压心脏反射区时, 若伴有异痛感, 提示有心血管疾病。

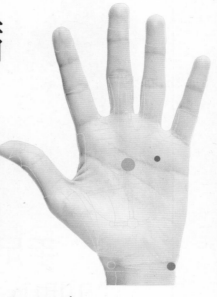

● 心脏反射区　　● 肾反射区　　● 神门穴

手部的反射区按摩

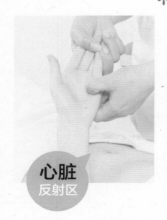

心脏
反射区

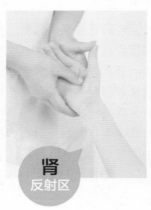

肾
反射区

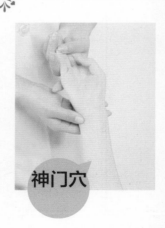

神门穴

按摩方法　用掐法掐按心脏反射区1～2分钟, 以按摩部位发红或有酸胀感为宜。

按摩方法　用指揉法按揉肾反射区1～2分钟, 以按摩部位发红或有酸胀感为宜。

按摩方法　用指揉法按揉神门穴1～2分钟, 以按摩部位发红或有酸胀感为宜。

● 心反射区
● 大脑反射区
● 额窦反射区

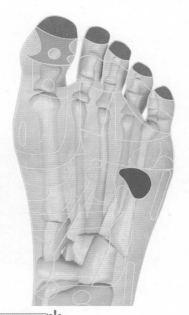

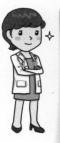

反射区诊断
足部颜色呈青绿色，则血管弹性差，或脚趾甲麻木等都可能是心血管疾病所致。

足部的反射区按摩

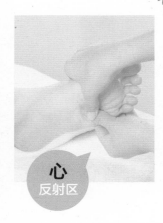

心
反射区

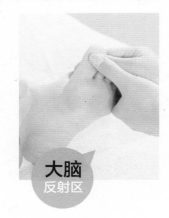

大脑
反射区

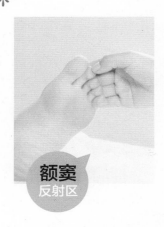

额窦
反射区

按摩方法　用拇指指腹按压心反射区2～5分钟，以按摩部位发红或有酸胀感为宜。

按摩方法　用掐法掐按大脑反射区2～5分钟，以按摩部位发红或有酸胀感为宜。

按摩方法　用掐法掐按额窦反射区2～5分钟，以按摩部位发红或有酸胀感为宜。

● 神门反射区
● 心反射区
● 耳背心反射区

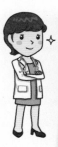

反射区诊断
耳面皮肤血管充盈易见，指甲呈青紫，双侧均见折耳征者为冠心病之征。

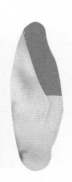
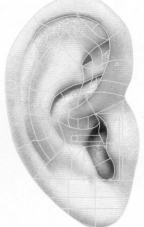

耳部的反射区按摩

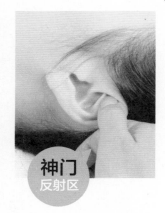

神门
反射区

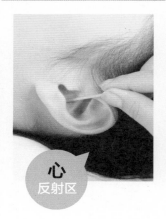

心
反射区

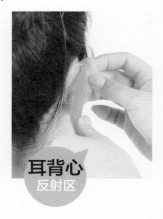

耳背心
反射区

按摩方法 用捏揉法揉动神门反射区1～2分钟，以按摩部位发红或有酸胀感为宜。

按摩方法 用切按法切压心反射区1～2分钟，以按摩部位发红或有酸胀感为宜。

按摩方法 用切按法切压耳背心反射区1～2分钟，以按摩部位发红或有酸胀感为宜。

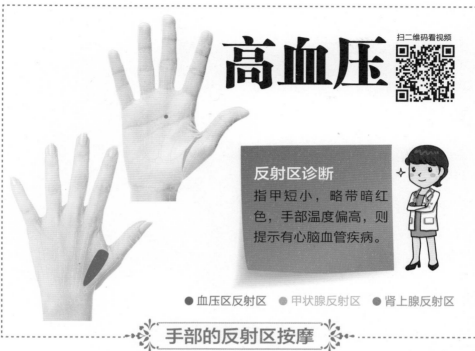

高血压

扫二维码看视频

反射区诊断

指甲短小，略带暗红色，手部温度偏高，则提示有心脑血管疾病。

● 血压区反射区　● 甲状腺反射区　● 肾上腺反射区

手部的反射区按摩

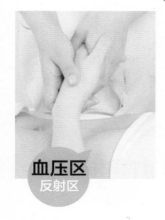

血压区
反射区

按摩方法　用指揉法按揉血压区反射区1～2分钟，以按摩部位发红或有酸胀感为宜。

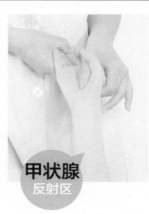

甲状腺
反射区

按摩方法　用指揉法按揉甲状腺反射区1～2分钟，以按摩部位发红或有酸胀感为宜。

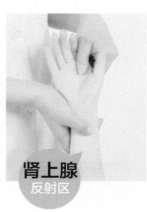

肾上腺
反射区

按摩方法　用指揉法按揉肾上腺反射区1～2分钟，以按摩部位发红或有酸胀感为宜。

● 腹腔神经丛反射区
● 肝反射区
● 内耳迷路反射区

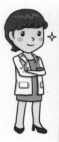

反射区诊断
趾甲常呈青紫色，往往提示有心血管疾病。

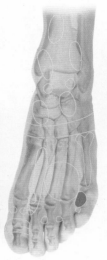
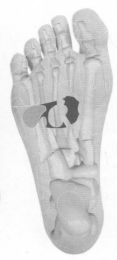

足部的反射区按摩

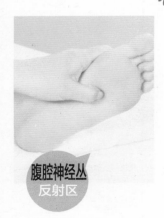

腹腔神经丛
反射区

按摩方法 用掐法掐按腹腔神经丛反射区2～5分钟，以按摩部位发红或有酸胀感为宜。

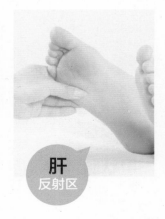

肝
反射区

按摩方法 用拇指按压法按压肝反射区2～5分钟，以按摩部位发红或有酸胀感为宜。

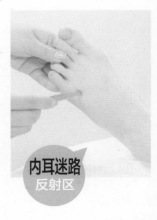

内耳迷路
反射区

按摩方法 用刮压法刮压内耳迷路反射区2～5分钟，以按摩部位发红或有酸胀感为宜。

- ● 耳背沟
- ● 神门反射区
- ● 肾上腺反射区

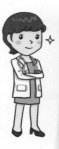

反射区诊断
耳面皮肤血管充盈易
见，提示有高血压。

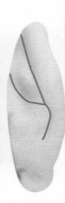

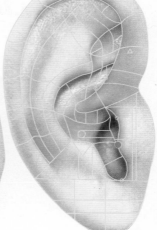

耳部的反射区按摩

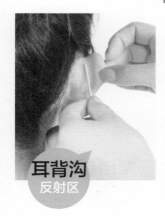

耳背沟
反射区

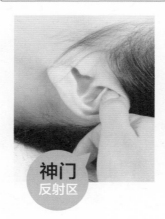

神门
反射区

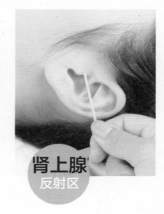

肾上腺
反射区

按摩方法 用切按法切
压耳背沟反射区1～2
分钟，以按摩部位发红
或有酸胀感为宜。

按摩方法 用捏揉法揉
动神门反射区1～2分
钟，以按摩部位发红或
有酸胀感为宜。

按摩方法 用切按法切
压肾上腺反射区1～2分
钟，以按摩部位发红或
有酸胀感为宜。

低血压

扫二维码看视频

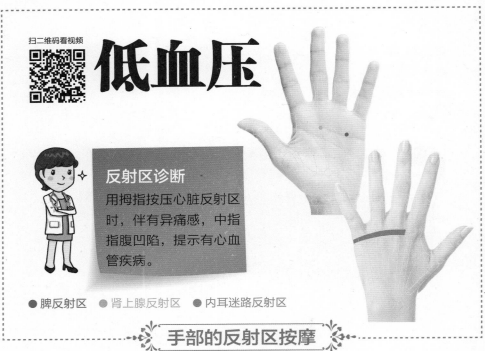

反射区诊断

用拇指按压心脏反射区时，伴有异痛感，中指指腹凹陷，提示有心血管疾病。

● 脾反射区　● 肾上腺反射区　● 内耳迷路反射区

手部的反射区按摩

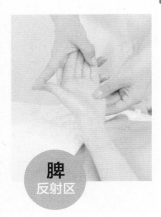

脾 反射区

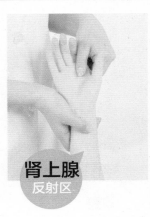

肾上腺 反射区

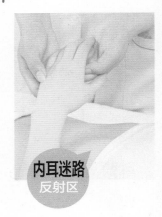

内耳迷路 反射区

按摩方法　用指揉法按揉脾反射区1～2分钟，以按摩部位发红或有酸胀感为宜。

按摩方法　用指揉法按揉肾上腺反射区1～2分钟，以按摩部位发红或有酸胀感为宜。

按摩方法　指按法按压内耳迷路反射区1～2分钟，以按摩部位发红或有酸胀感为宜。

● 内耳迷路反射区
● 生殖腺反射区
● 心反射区

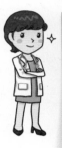

反射区诊断
脚趾甲麻木或趾甲按压
后，不立即出现血色，
提示有心血管疾病。

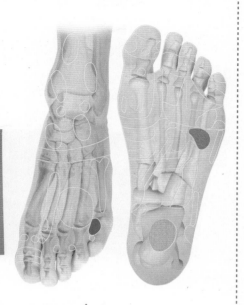

足部的反射区按摩

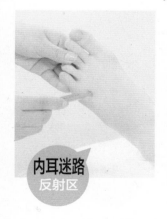

内耳迷路
反射区

按摩方法 用刮压法刮
压内耳迷路反射区2～5
分钟，以按摩部位发红
或有酸胀感为宜。

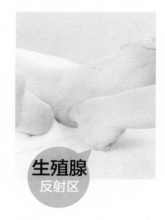

生殖腺
反射区

按摩方法 用单食指叩
拳法顶压生殖腺反射区
2～5分钟，以按摩部
位发红或有酸胀感为宜。

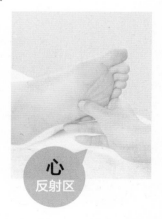

心
反射区

按摩方法 用掐法掐按
心反射区2～5分钟，
以按摩部位发红或有酸
胀感为宜。

● 肝反射区
● 皮质下
● 心反射区

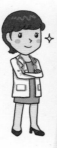

反射区诊断

耳郭或全耳色白，按压心反射区有酸痛感，提示可能有低血压。

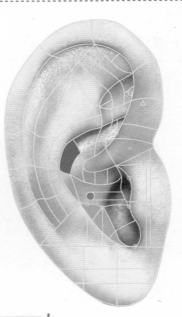

耳部的反射区按摩

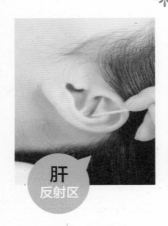

肝
反射区

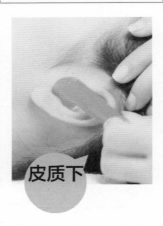

皮质下

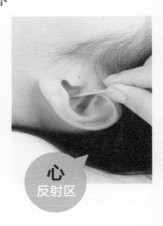

心
反射区

按摩方法 用切按法切压肝反射区1～2分钟，以按摩部位发红或有酸胀感为宜。

按摩方法 用刮拭法刮拭皮质下1～2分钟，以按摩部位发红或有酸胀感为宜。

按摩方法 用切按法切压心反射区1～2分钟，以按摩部位发红或有酸胀感为宜。

糖尿病

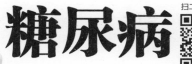

扫二维码看视频

反射区诊断

大鱼际处颜色偏红，按压胰腺反射区与胃脾大肠区反射区酸痛，提示有糖尿病。

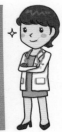

● 胃脾大肠区反射区　　● 胰腺反射区　　● 脾反射区

手部的反射区按摩

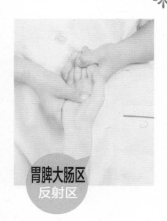

胃脾大肠区
反射区

按摩方法　用指揉法揉胃脾大肠区反射区1～2分钟，以按摩部位发红或有酸胀感为宜。

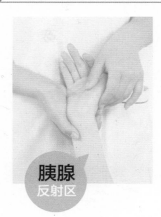

胰腺
反射区

按摩方法　用指揉法按揉胰腺反射区1～2分钟，以按摩部位发红或有酸胀感为宜。

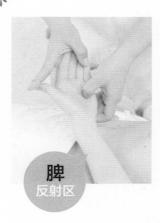

脾
反射区

按摩方法　用掐法掐按脾反射区1～2分钟，以按摩部位发红或有酸胀感为宜。

● 胃反射区
● 胰腺反射区
● 肾反射区

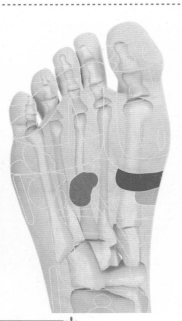

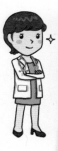

反射区诊断
拇趾趾腹为暗红色且拇趾过大而显得比例严重失调，提示有糖尿病。

足部的反射区按摩

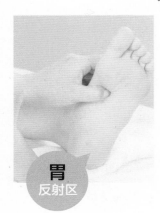

胃
反射区

按摩方法 用掐法掐按胃反射区2～5分钟，以按摩部位发红或有酸胀感为宜。

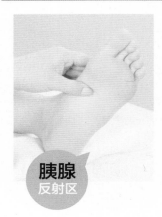

胰腺
反射区

按摩方法 用拇指指腹按压法按压胰腺反射区2～5分钟，以按摩部位发红或有酸胀感为宜。

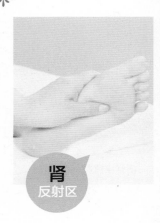

肾
反射区

按摩方法 用拇指指腹按压法按压肾反射区2～5分钟，以按摩部位发红或有酸胀感为宜。

● 肾上腺反射区
● 交感
● 内分泌反射区

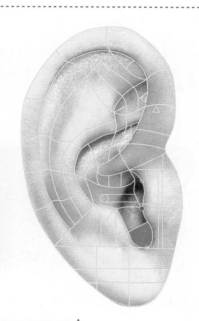

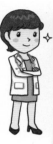

反射区诊断
受寒时耳垂紫红肿胀或
伴溃疡、痂皮，耳垂肉
薄呈咖啡色，提示有糖
尿病。

耳部的反射区按摩

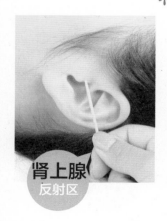

肾上腺
反射区

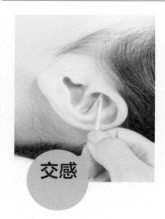

交感

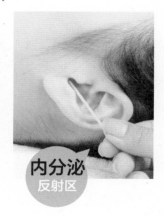

内分泌
反射区

按摩方法　用切按法切
压肾上腺反射区1～2
分钟，以按摩部位发红
或有酸胀感为宜。

按摩方法　用切按法切
压交感1～2分钟，以按
摩部位发红或有酸胀感
为宜。

按摩方法　用切按法切
压内分泌反射区1～2
分钟，以按摩部位发红
或有酸胀感为宜。

消化性溃疡

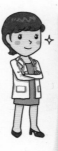

反射区诊断

双手指甲暗淡无光泽或按摩胃脾大肠区反射区时，出现明显的压痛感，提示有脾胃疾病。

● 胃脾大肠区反射区　● 十二指肠反射区　● 胃反射区

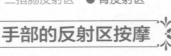

手部的反射区按摩

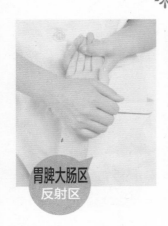

胃脾大肠区
反射区

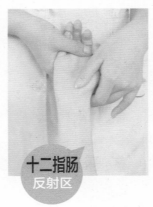

十二指肠
反射区

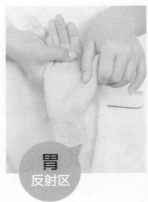

胃
反射区

按摩方法　用擦法推擦胃脾大肠区反射区1～2分钟，以按摩部位发红或有酸胀感为宜。

按摩方法　用指揉法按揉十二指肠反射区1～2分钟，以按摩部位发红或有酸胀感为宜。

按摩方法　用指按法按压胃反射区1～2分钟，以按摩部位发红或有酸胀感为宜。

● 胃反射区
● 十二指肠反射区
● 小肠反射区

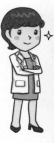

反射区诊断
足部颜色为黄色，从侧面看，第二趾，第三趾的关节曲起，提示可能有胃肠疾病。

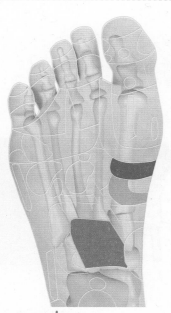

❖ **足部的反射区按摩** ❖

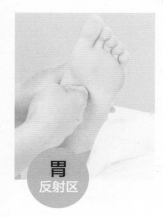

胃
反射区

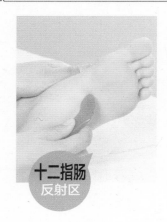

十二指肠
反射区

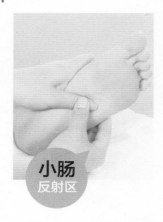

小肠
反射区

按摩方法　用单食指叩拳法顶压胃反射区2～5分钟，以按摩部位发红或有酸胀感为宜。

按摩方法　用刮压法刮压十二指肠反射区2～5分钟，以按摩部位发红或有酸胀感为宜。

按摩方法　用拇指指腹按压法按压小肠反射区2～5分钟，以按摩部位发红或有酸胀感为宜。

● 胃反射区
● 大肠反射区
● 交感

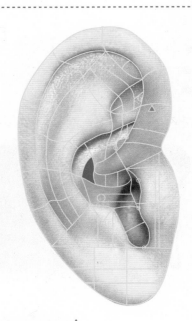

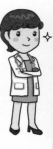

反射区诊断
胃或十二指肠反射区见
点、片状白色或线状暗
红边缘红晕，提示有消
化性溃疡。

❧ 耳部的反射区按摩 ❧

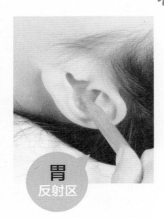

胃
反射区

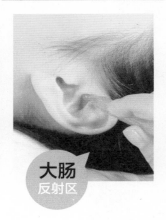

大肠
反射区

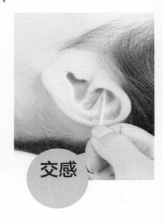

交感

按摩方法　用切按法切
压胃反射区1～2分钟，
以按摩部位发红或有酸
胀感为宜。

按摩方法　用切按法切
压大肠反射区1～2分
钟，以按摩部位发红或
有酸胀感为宜。

按摩方法　用切按法切
压交感1～2分钟，以
按摩部位发红或有酸胀
感为宜。

慢性胆囊炎

扫二维码看视频

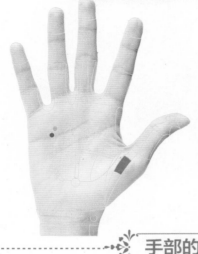

反射区诊断

手部胆囊反射区有轻度压痛感，提示可能患有慢性胆囊炎。

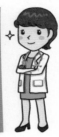

● 胆囊反射区　● 肝反射区　● 胰腺反射区

手部的反射区按摩

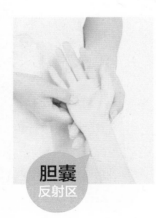

胆囊
反射区

按摩方法　用指按法按压胆囊反射区1～2分钟，以按摩部位发红或有酸胀感为宜。

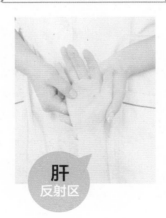

肝
反射区

按摩方法　用指按法按压肝反射区1～2分钟，以按摩部位发红或有酸胀感为宜。

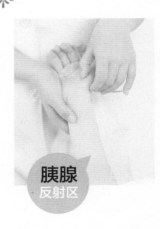

胰腺
反射区

按摩方法　用掐法掐按胰腺反射区1～2分钟，以按摩部位发红或有酸胀感为宜。

- ● 胆囊反射区
- ● 肝反射区
- ● 胃反射区

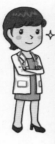

反射区诊断
推按胆反射区，手感僵
硬或遇到气感或颗粒，
提示胆囊有炎症。

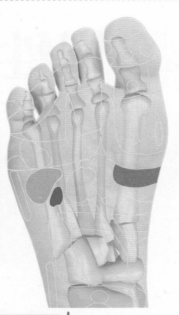

足部的反射区按摩

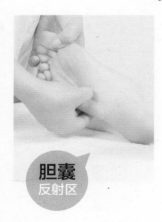

胆囊
反射区

按摩方法 用掐法掐按
胆囊反射区2～5分钟，
以按摩部位发红或有酸
胀感为宜。

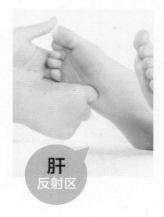

肝
反射区

按摩方法 用食指叩拳
法顶压肝反射区2～5分
钟，以按摩部位发红或
有酸胀感为宜。

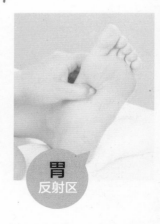

胃
反射区

按摩方法 用掐法掐按
胃反射区2～5分钟，
以按摩部位发红或有酸
胀感为宜。

- 皮质下
- 交感
- 肾上腺反射区

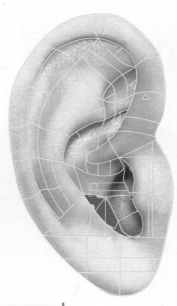

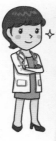

反射区诊断
在胰胆反射区见点状白色、边缘红晕，提示有慢性胆囊炎。

耳部的反射区按摩

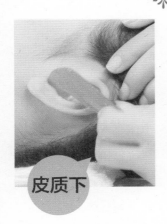

皮质下

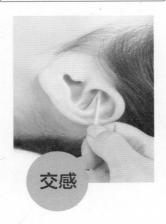

交感

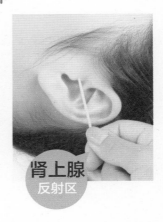

肾上腺
反射区

按摩方法 用刮拭法刮拭皮质下 1～2 分钟，以按摩部位发红或有酸胀感为宜。

按摩方法 用切按法切压交感 1～2 分钟，以按摩部位发红或有酸胀感为宜。

按摩方法 用切按法切压肾上腺反射区 1～2 分钟，以按摩部位发红或有酸胀感为宜。

慢性胃炎

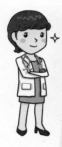

反射区诊断

在按摩胃脾大肠区反射区时，出现明显的压痛感，提示胃、脾和大肠三处的功能异常。

● 胃脾大肠区反射区　● 十二指肠反射区　● 胃反射区

手部的反射区按摩

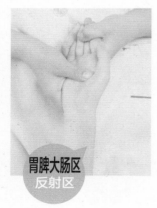

胃脾大肠区
反射区

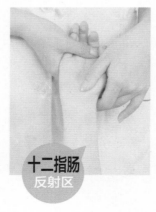

十二指肠
反射区

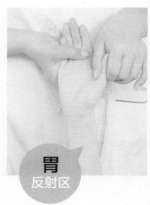

胃
反射区

按摩方法　用指揉法按揉胃脾大肠区反射区1～2分钟，以按摩部位发红或有酸胀感为宜。

按摩方法　用指按法按压十二指肠反射区1～2分钟，以按摩部位发红或有酸胀感为宜。

按摩方法　用指按法按压胃反射区1～2分钟，以按摩部位发红或有酸胀感为宜。

● 胃反射区
● 肾反射区
● 十二指肠反射区

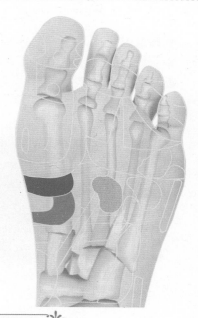

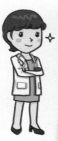

反射区诊断
足部颜色为黄色，从侧面看，第二趾，第三趾的关节曲起，提示可能有胃肠疾病。

足部的反射区按摩

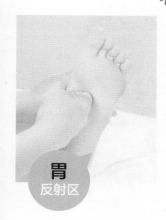

胃
反射区

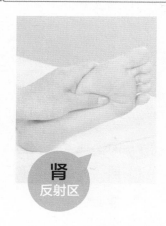

肾
反射区

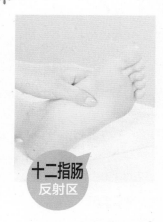

十二指肠
反射区

按摩方法 用单食指叩拳法顶压胃反射区2～5分钟，以按摩部位发红或有酸胀感为宜。

按摩方法 用拇指指腹按压肾反射区2～5钟，以按摩部位发红或有酸胀感为宜。

按摩方法 用拇指指腹按压法按压十二指肠反射区2～5分钟，以按摩部位发红或有酸胀感为宜。

- ● 胃反射区
- ● 肝反射区
- ● 耳背脾反射区

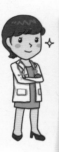

反射区诊断
胃反射区见片状白色或有部分皮肤增厚，提示可能有慢性胃炎。

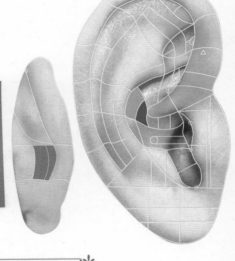

耳部的反射区按摩

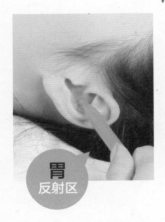

胃
反射区

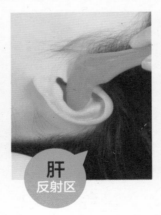

肝
反射区

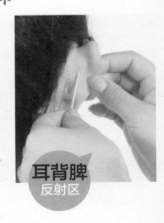

耳背脾
反射区

按摩方法　用切按法切压胃反射区1～2分钟，以按摩部位发红或有酸胀感为宜。

按摩方法　用刮拭法刮拭肝反射区1～2分钟，以按摩部位发红或有酸胀感为宜。

按摩方法　用切按法切压耳背脾反射区1～2分钟，以按摩部位发红或有酸胀感为宜。

高脂血症

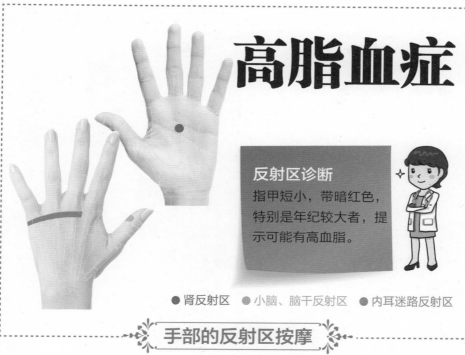

反射区诊断
指甲短小，带暗红色，特别是年纪较大者，提示可能有高血脂。

● 肾反射区　　● 小脑、脑干反射区　　● 内耳迷路反射区

手部的反射区按摩

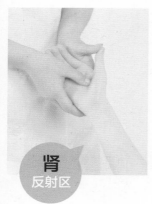

肾
反射区

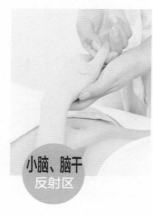

小脑、脑干
反射区

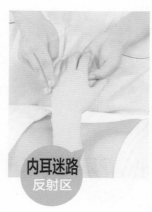

内耳迷路
反射区

按摩方法　用指按法按压肾反射区1～2分钟，以按摩部位发红或有酸胀感为宜。

按摩方法　用掐法掐按小脑、脑干反射区1～2分钟，以按摩部位发红或有酸胀感为宜。

按摩方法　用指摩法摩擦内耳迷路反射区1～2分钟，以按摩部位发红或有酸胀感为宜。

- ● 颈项反射区
- ● 肾反射区
- ● 内耳迷路反射区

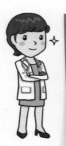

反射区诊断
拇趾趾腹为暗红色，多为血脂偏高。

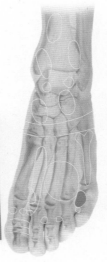
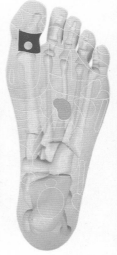

足部的反射区按摩

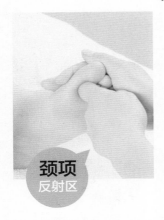

颈项
反射区

按摩方法 用单食指叩拳法顶压颈项反射区2～5分钟，以局部酸痛为宜。

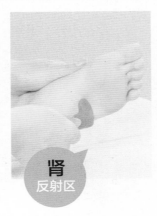

肾
反射区

按摩方法 用刮压法刮压肾反射区2～5分钟，以按摩部位发红或有酸胀感为宜。

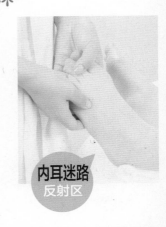

内耳迷路
反射区

按摩方法 用拇指指腹按压法按压内耳迷路反射区2～5分钟，以按摩部位发红或有酸胀感为宜。

- 肝反射区
- 耳背沟反射区
- 耳尖

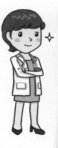

反射区诊断
耳郭色暗红，主血瘀，
提示有血液循环障碍。

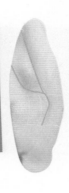
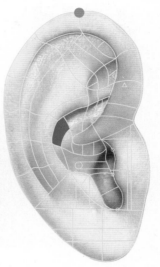

耳部的反射区按摩

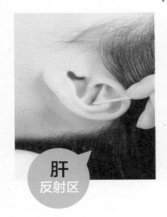

肝
反射区

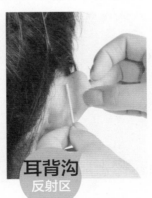

耳背沟
反射区

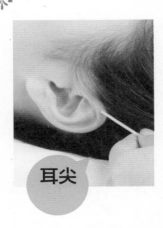

耳尖

按摩方法 用切按法切压肝反射区1～2分钟，以按摩部位发红或有酸胀感为宜。

按摩方法 用切按法切压耳背沟反射区1～2分钟，以按摩部位发红或有酸胀感为宜。

按摩方法 用切按法切压耳尖1～2分钟，以按摩部位发红或有酸胀感为宜。

痛风

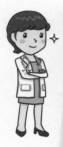

反射区诊断

小指外侧出现青筋，说明先天的肾气不足。青筋越长、越深，痛风就越重。

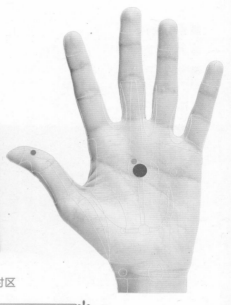

● 肾反射区　● 肾上腺反射区　● 垂体反射区

手部的反射区按摩

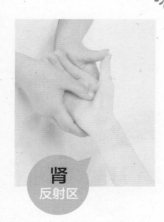

肾
反射区

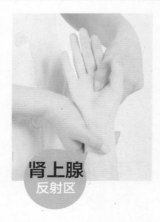

肾上腺
反射区

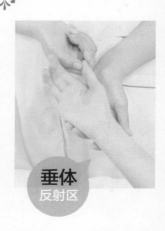

垂体
反射区

按摩方法　用指按法按压肾反射区1～2分钟，以按摩部位发红或有酸胀感为宜。

按摩方法　用揪法揪肾上腺反射区1～2分钟，以按摩部位发红或有酸胀感为宜。

按摩方法　用掐法掐按垂体反射区1～2分钟，以按摩部位发红或有酸胀感为宜。

- 肾反射区
- 胸部淋巴结反射区
- 下身淋巴结反射区

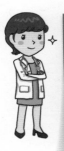

反射区诊断
脚趾甲半白半红，提示有肾脏疾病。

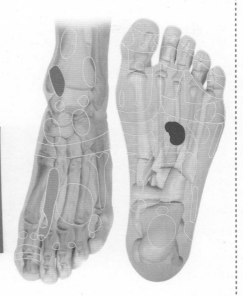

足部的反射区按摩

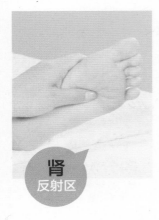

肾
反射区

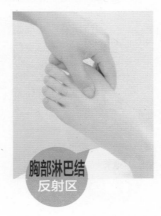

胸部淋巴结
反射区

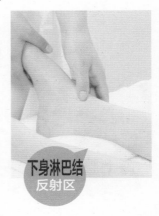

下身淋巴结
反射区

按摩方法　用拇指指腹按压肾反射区2～5分钟，以按摩部位发红或有酸胀感为宜。

按摩方法　用拇指指腹按压法按压胸部淋巴结反射区2～5分钟，以局部酸痛为宜。

按摩方法　用掐法掐下身淋巴结反射区2～5分钟，以按摩部位发红或有酸胀感为宜。

● 肾上腺反射区
● 膝反射区
● 内分泌反射区

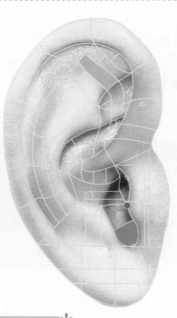

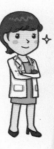

反射区诊断
耳垂肉薄呈咖啡色，常见于肾脏病、糖尿病、痛风。

耳部的反射区按摩

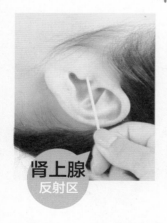

肾上腺
反射区

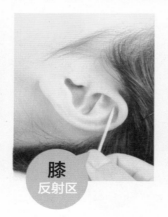

膝
反射区

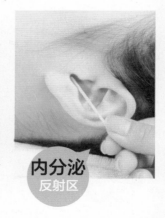

内分泌
反射区

按摩方法　用切按法切压肾上腺反射区1～2分钟，以按摩部位发红或有酸胀感为宜。

按摩方法　用切按法切压膝反射区1～2分钟，以按摩部位发红或有酸胀感为宜。

按摩方法　用切按法切压内分泌反射区1～2分钟，以按摩部位发红或有酸胀感为宜。

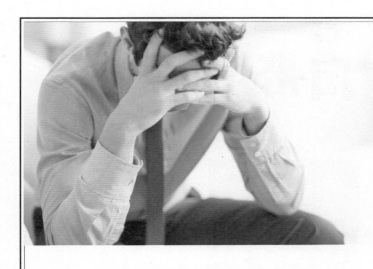

手足耳按摩
调理男科妇科病

　　痛经、月经不调、白带异常等是很多女人都容易惹上的疾病，而男士的遗精、早泄、前列腺炎更是让男性觉得尴尬的疾病。这些疾病难以启齿，多数人讳疾忌医，但如果不及时医治，时间久了会恶化，不仅对身体健康造成威胁，而且还会引发出更多严重的疾病。经常按摩手足耳对不喜欢吃药的人来说是一个很好的选择，对两性生殖系统疾病有着不错的疗效。

扫二维码看视频

白带增多

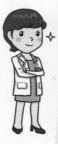

反射区诊断

手腕青筋伸入到大鱼际，掌色偏红，子宫反射区有异常点，提示白带增多。

● 生殖腺反射区　　● 腹股沟反射区　　● 子宫、阴道、尿道反射区

手部的反射区按摩

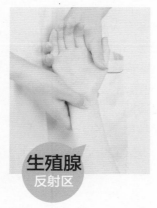

生殖腺
反射区

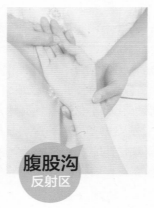

腹股沟
反射区

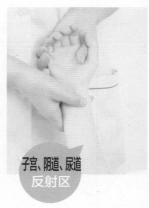

子宫、阴道、尿道
反射区

按摩方法　用指揉法按揉生殖腺反射区 1～2 分钟，以按摩部位发红或有酸胀感为宜。

按摩方法　用指揉法按揉腹股沟反射区 1～2 分钟，以按摩部位发红或有酸胀感为宜。

按摩方法　用指揉法按揉子宫、阴道、尿道反射区 1～2 分钟，以按摩部位发红或有酸胀感为宜。

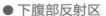

- 下腹部反射区
- 子宫反射区
- 肾上腺反射区

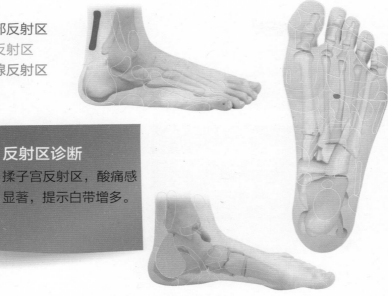

反射区诊断
揉子宫反射区，酸痛感显著，提示白带增多。

足部的反射区按摩

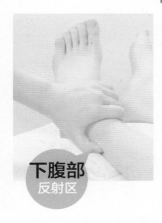

下腹部 反射区

按摩方法 用掐法掐按下腹部反射区 2～5 分钟，以按摩部位发红或有酸胀感为宜。

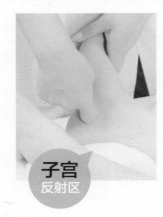

子宫 反射区

按摩方法 用单食指叩拳法顶压子宫反射区 2～5 分钟，以按摩部位发红或有酸胀感为宜。

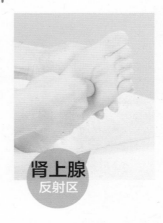

肾上腺 反射区

按摩方法 用单食指叩拳法顶压肾上腺反射区 2～5 分钟，以局部酸痛为宜。

● 盆腔反射区
● 内分泌反射区
● 外生殖器反射区

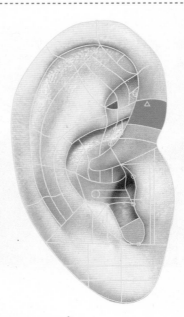

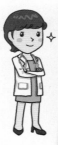

反射区诊断
三角窝见水泡样丘疹，
呈红色或白色，提示可
能有白带增多。

❖❖ 耳部的反射区按摩 ❖❖

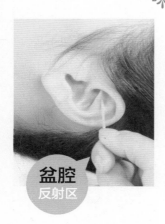

盆腔
反射区

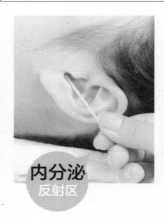

内分泌
反射区

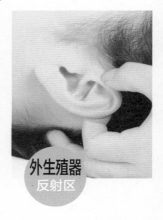

外生殖器
反射区

按摩方法 切按法切压
盆腔反射区1～2分钟，
以按摩部位发红或有酸
胀感为宜。

按摩方法 用切按法切
压内分泌反射区1～2分
钟，以按摩部位发红或
有酸胀感为宜。

按摩方法 用切按法切
压外生殖器反射区1～2
分钟，以按摩部位发红
或有酸胀感为宜。

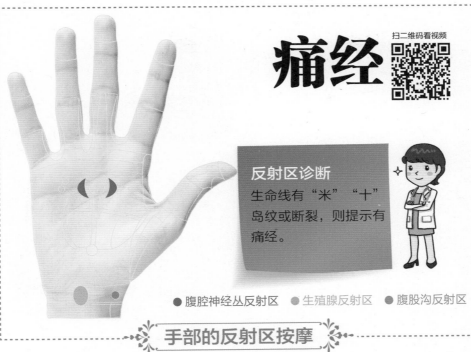

痛经

扫二维码看视频

反射区诊断

生命线有"米""十"岛纹或断裂，则提示有痛经。

● 腹腔神经丛反射区　● 生殖腺反射区　● 腹股沟反射区

手部的反射区按摩

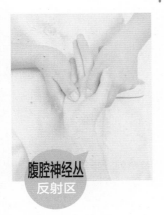

腹腔神经丛
反射区

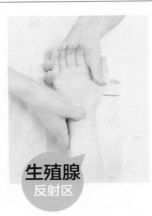

生殖腺
反射区

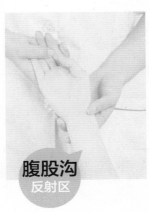

腹股沟
反射区

按摩方法　用指按法按压腹腔神经丛反射区1～2分钟，以按摩部位发红或有酸胀感为宜。

按摩方法　用掐法掐按生殖腺反射区1～2分钟，以按摩部位发红或有酸胀感为宜。

按摩方法　用指揉法按揉腹股沟反射区1～2分钟，以按摩部位发红或有酸胀感为宜。

- ● 下腹部反射区
- ● 子宫反射区
- ● 腰椎反射区

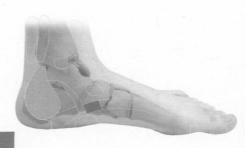

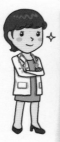

反射区诊断
推按生殖腺反射区，有大而固定颗粒结节，提示有痛经。

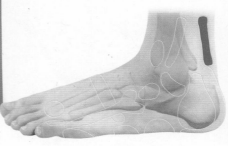

足部的反射区按摩

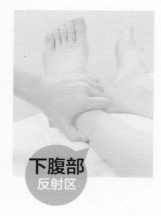

下腹部
反射区

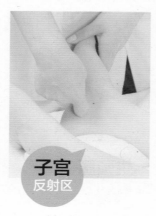

子宫
反射区

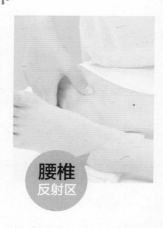

腰椎
反射区

按摩方法 用掐法掐按下腹部反射区 2～5 分钟，以按摩部位发红或有酸胀感为宜。

按摩方法 用单食指叩拳法顶压子宫反射区 2～5 分钟，以按摩部位发红或有酸胀感为宜。

按摩方法 用拇指指腹推压法推压腰椎反射区 2～5 分钟，以局部酸痛为宜。

● 内生殖器反射区
● 盆腔反射区
● 皮质下

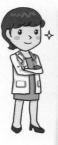

反射区诊断
子宫反射区有点片状白色或红晕，有的呈点状丘疹，提示有痛经。

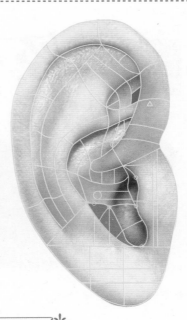

耳部的反射区按摩

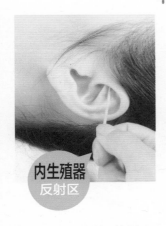

内生殖器
反射区

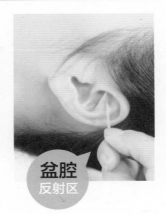

盆腔
反射区

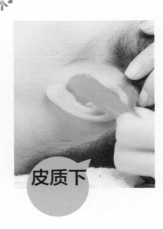

皮质下

按摩方法　用切按法切压内生殖器反射区1～2分钟，以按摩部位发红或有酸胀感为宜。

按摩方法　用切按法切压盆腔反射区1～2分钟，以按摩部位发红或有酸胀感为宜。

按摩方法　用刮拭法刮拭皮质下1～2分钟，以按摩部位发红或有酸胀感为宜。

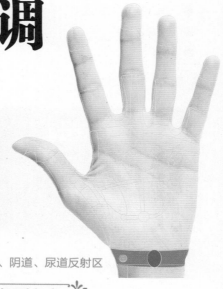

扫二维码看视频

月经不调

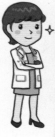

反射区诊断

青筋穿过横腕纹，伸向大鱼际，横腕纹变浅，断裂，提示月经不调。

● 生殖腺反射区　● 腹股沟反射区　● 子宫、阴道、尿道反射区

手部的反射区按摩

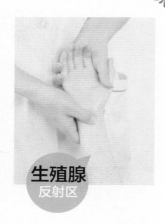

生殖腺
反射区

按摩方法　用指揉法按揉生殖腺反射区 1～2 分钟，以按摩部位发红或有酸胀感为宜。

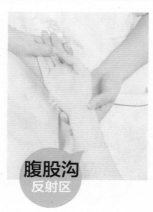

腹股沟
反射区

按摩方法　用指揉法按揉腹股沟反射区 1～2 分钟，以按摩部位发红或有酸胀感为宜。

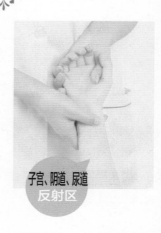

子宫、阴道、尿道
反射区

按摩方法　用指揉法按揉子宫、阴道、尿道反射区 1～2 分钟，以局部酸痛为宜。

● 下腹部反射区
● 子宫反射区
● 尿道、阴道反射区

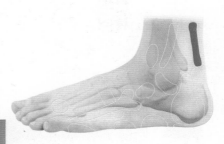

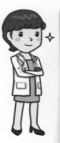

反射区诊断
按揉生殖腺及肾反射区，酸痛感显著，提示可能有月经不调。

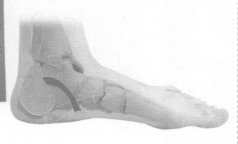

足部的反射区按摩

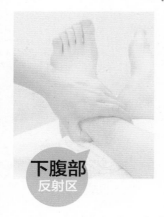

下腹部
反射区

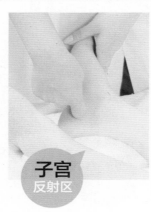

子宫
反射区

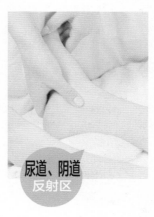

尿道、阴道
反射区

按摩方法 用拇指腹按压法按压下腹部反射区2～5分钟，以按摩部位发红或有酸胀感为宜。

按摩方法 用单食指叩拳法顶压子宫反射区2～5分钟，以按摩部位发红或有酸胀感为宜。

按摩方法 用拇指指腹按压法按压尿道、阴道反射区2～5分钟，以按摩部位发红或有酸胀感为宜。

● 内生殖器反射区
● 盆腔反射区
● 脑干反射区

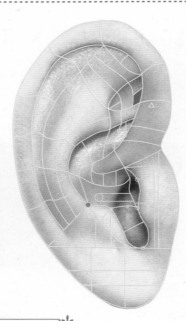

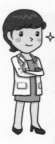

反射区诊断
用耳穴探棒或火柴棒探查压痛点，内分泌反射区压痛显著，提示可能有月经不调。

耳部的反射区按摩

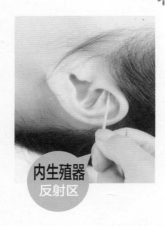

内生殖器
反射区

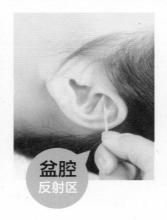

盆腔
反射区

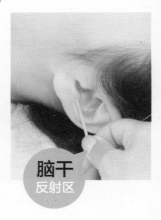

脑干
反射区

按摩方法　用切按法切压内生殖器反射区1～2分钟，以按摩部位发红或有酸胀感为宜。

按摩方法　用切按法切压盆腔反射区1～2分钟，以按摩部位发红或有酸胀感为宜。

按摩方法　用切按法切压脑干反射区1～2分钟，以按摩部位发红或有酸胀感为宜。

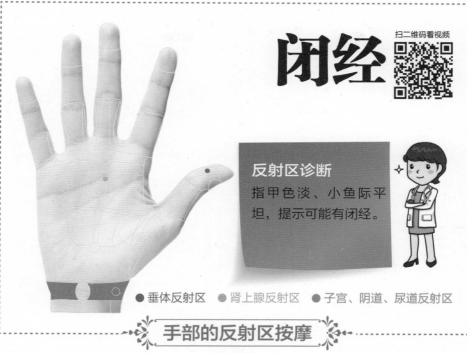

闭经

扫二维码看视频

反射区诊断
指甲色淡、小鱼际平坦，提示可能有闭经。

● 垂体反射区　　● 肾上腺反射区　　● 子宫、阴道、尿道反射区

手部的反射区按摩

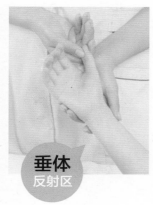

垂体
反射区

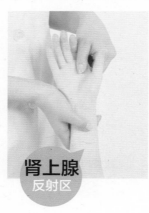

肾上腺
反射区

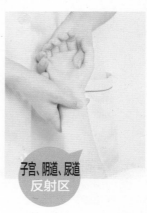

子宫、阴道、尿道
反射区

按摩方法　用指揉法揉按垂体反射区1～2分钟，以按摩部位发红或有酸胀感为宜。

按摩方法　用指揉法按揉肾上腺反射区1～2分钟，以按摩部位发红或有酸胀感为宜。

按摩方法　用指揉法按揉子宫、阴道、尿道反射区1～2分钟，以按摩部位发红或有酸胀感为宜。

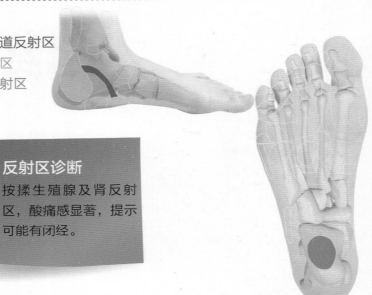

● 尿道、阴道反射区
● 子宫反射区
● 生殖腺反射区

反射区诊断
按揉生殖腺及肾反射区，酸痛感显著，提示可能有闭经。

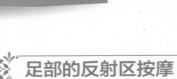

足部的反射区按摩

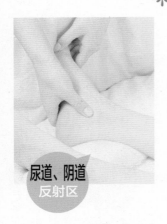

尿道、阴道
反射区

按摩方法　用拇指腹按压法按压尿道、阴道反射区2～5分钟，以按摩部位有酸胀感为宜。

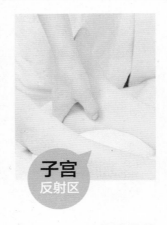

子宫
反射区

按摩方法　用掐法掐按子宫反射区2～5分钟，以按摩部位发红或有酸胀感为宜。

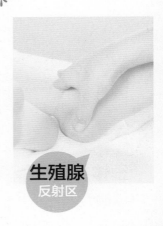

生殖腺
反射区

按摩方法　用拇指指腹推压法推压生殖腺反射区2～5分钟，以局部酸痛为宜。

- ● 内生殖器反射区
- ● 脑干反射区
- ● 肾上腺反射区

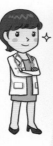

反射区诊断
用耳穴探棒探查压痛点，内分泌反射区压痛显著，提示有闭经。

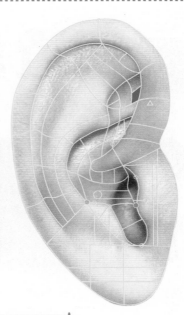

耳部的反射区按摩

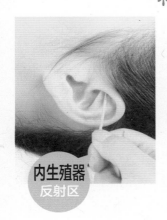

内生殖器
反射区

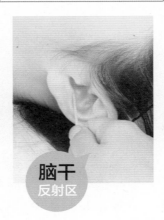

脑干
反射区

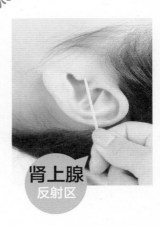

肾上腺
反射区

按摩方法 用切按法切压内生殖器反射区1～2分钟，以按摩部位发红或有酸胀感为宜。

按摩方法 用切按法切压脑干反射区1～2分钟，以按摩部位发红或有酸胀感为宜。

按摩方法 用切按法切压肾上腺反射区1～2分钟，以按摩部位发红或有酸胀感为宜。

扫二维码看视频

阴道炎

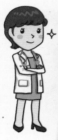

反射区诊断

子宫反射区见异常点，色偏红，提示阴道炎。

● 腹股沟反射区　● 子宫、阴道、尿道反射区　● 下身淋巴结反射区

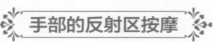

手部的反射区按摩

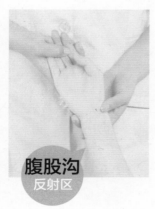

腹股沟
反射区

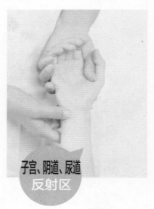

子宫、阴道、尿道
反射区

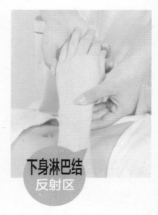

下身淋巴结
反射区

按摩方法　用指揉法按揉腹股沟反射区1～2分钟，以按摩部位发红或有酸胀感为宜。

按摩方法　用指按法按压子宫、阴道、尿道反射区1～2分钟，以按摩部位发红或有酸胀感为宜。

按摩方法　用指揉法按揉下身淋巴结反射区1～2分钟，以按摩部位发红或有酸胀感为宜。

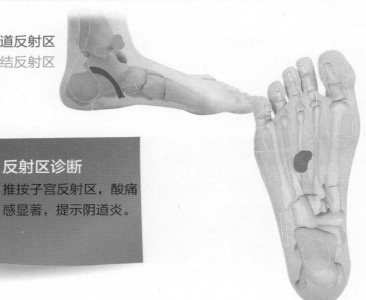

- 尿道、阴道反射区
- 下身淋巴结反射区
- 肾反射区

反射区诊断
推按子宫反射区，酸痛感显著，提示阴道炎。

足部的反射区按摩

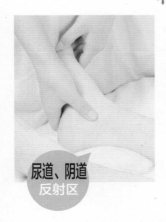

尿道、阴道
反射区

按摩方法 用拇指指腹按压法按压尿道、阴道反射区2～5分钟，以按摩部位发红或有酸胀感为宜。

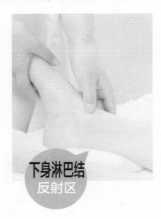

下身淋巴结
反射区

按摩方法 用拇指指腹按压法按压下身淋巴结反射区2～5分钟，以按摩部位发红或有酸胀感为宜。

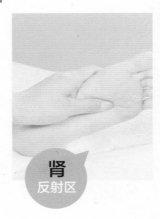

肾
反射区

按摩方法 用拇指指腹按压法按压肾反射区2～5分钟，以按摩部位发红或有酸胀感为宜。

- ● 神门反射区
- ● 内生殖器反射区
- ● 外生殖器反射区

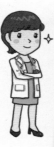

反射区诊断
内生殖器反射区见点状或片状红晕、暗红、暗灰、苍白，提示可能有阴道炎。

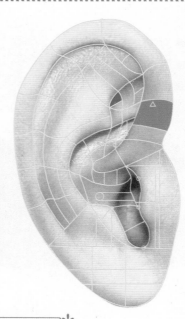

耳部的反射区按摩

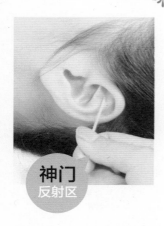

神门
反射区

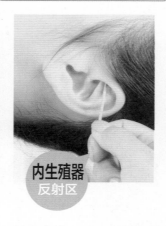

内生殖器
反射区

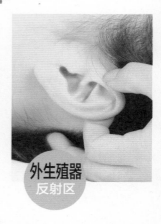

外生殖器
反射区

按摩方法 用切按法切压神门反射区1～2分钟，以按摩部位发红或有酸胀感为宜。

按摩方法 用切按法切压内生殖器反射区1～2分钟，以按摩部位发红或有酸胀感为宜。

按摩方法 用切按法切压外生殖器反射区1～2分钟，以按摩部位发红或有酸胀感为宜。

乳腺增生

扫二维码看视频

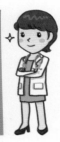

反射区诊断

当按压胸（乳房）反射区时，出现明显酸痛感，结合实际情况可诊断乳腺增生。

● 胸（乳房）反射区　● 肾上腺反射区　● 肾反射区

手部的反射区按摩

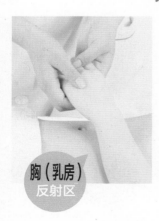

胸（乳房）
反射区

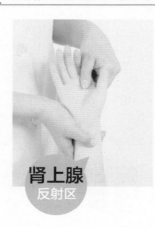

肾上腺
反射区

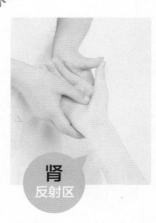

肾
反射区

按摩方法　用指揉法按揉胸（乳房）反射区1～2分钟，以按摩部位发红或有酸胀感为宜。

按摩方法　用指揉法按揉肾上腺反射区1～2分钟，以按摩部位发红或有酸胀感为宜。

按摩方法　用指揉法按揉肾反射区1～2分钟，以按摩部位发红或有酸胀感为宜。

● 胸（乳房）反射区
● 胸部淋巴结反射区
● 肾反射区

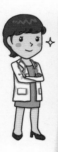

反射区诊断
胸（乳房）反射区、胸部淋巴结反射区有点状或片状凹陷或隆起，提示有乳腺增生。

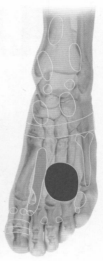
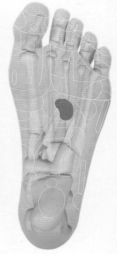

足部的反射区按摩

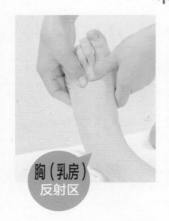

胸（乳房）
反射区

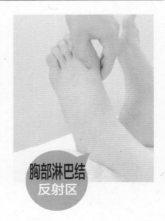

胸部淋巴结
反射区

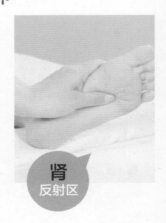

肾
反射区

按摩方法　用拇指指腹按压法按压胸（乳房）反射区2～5分钟，以按摩部位发红或有酸胀感为宜。

按摩方法　用掐法掐按胸部淋巴结反射区2～5分钟，以按摩部位发红或有酸胀感为宜。

按摩方法　用拇指指腹按压肾反射区2～5分钟，以按摩部位发红或有酸胀感为宜。

● 肝反射区
● 内分泌反射区
● 胸椎反射区

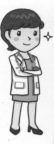

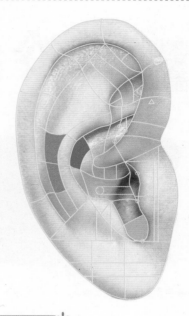

反射区诊断
对耳轮隆起两侧有白色点状或片状凹陷或隆起，提示有乳腺增生。

耳部的反射区按摩

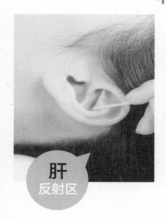

肝
反射区

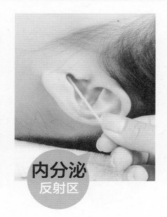

内分泌
反射区

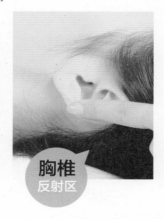

胸椎
反射区

按摩方法　用切按法切压肝反射区1～2分钟，以按摩部位发红或有酸胀感为宜。

按摩方法　用切按法切压内分泌反射区1～2分钟，以按摩部位发红或有酸胀感为宜。

按摩方法　用指摩法搓摩胸椎反射区1～2分钟，以按摩部位发红或有酸胀感为宜。

扫二维码看视频

性冷淡

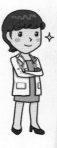

反射区诊断
腕横纹有断裂或模糊不清，呈八字状，小鱼际平坦，提示有性冷淡。

● 生殖腺反射区　● 腹股沟反射区　● 垂体反射区

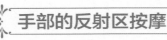

手部的反射区按摩

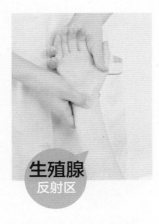
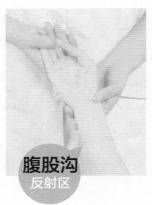
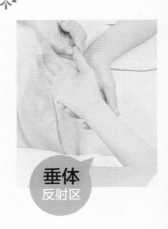

生殖腺 反射区

腹股沟 反射区

垂体 反射区

按摩方法　用指揉法按揉生殖腺反射区1～2分钟，以按摩部位发红或有酸胀感为宜。

按摩方法　用指揉法按揉腹股沟反射区1～2分钟，以按摩部位发红或有酸胀感为宜。

按摩方法　用掐法掐按垂体反射区1～2分钟，以按摩部位发红或有酸胀感为宜。

● 下腹部反射区
● 子宫反射区
● 尿道、阴道反射区

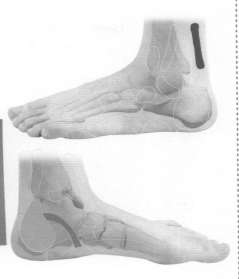

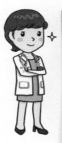

反射区诊断
推按生殖腺反射区，若酸痛敏感者，提示有性冷淡。

足部的反射区按摩

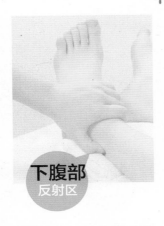

下腹部
反射区

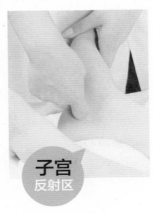

子宫
反射区

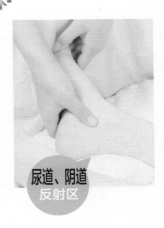

尿道、阴道
反射区

按摩方法　用掐法掐按下腹部反射区2～5分钟，以按摩部位发红或有酸胀感为宜。

按摩方法　用单食指叩拳法顶压子宫反射区2～5分钟，以按摩部位发红或有酸胀感为宜。

按摩方法　用拇指指腹按压法按压尿道、阴道反射区2～5分钟，以按摩部位发红或有酸胀感为宜。

● 内生殖器反射区
● 交感
● 腰骶椎反射区

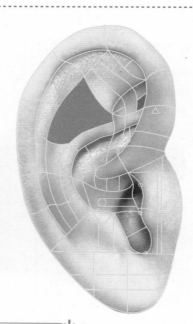

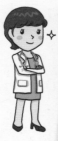

反射区诊断
用耳穴探棒或火柴棒探查压痛点，内生殖器反射区压痛显著，提示有性冷淡。

耳部的反射区按摩

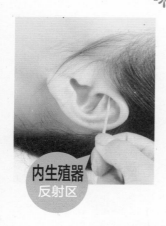

内生殖器
反射区

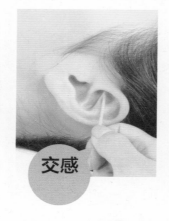

交感

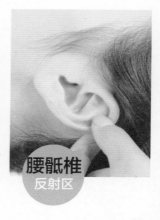

腰骶椎
反射区

按摩方法 用切按法切压内生殖器反射区1～2分钟，以按摩部位发红或有酸胀感为宜。

按摩方法 用切按法切压交感1～2分钟，以按摩部位发红或有酸胀感为宜。

按摩方法 用切按法切压腰骶椎反射区1～2分钟，以按摩部位发红或有酸胀感为宜。

更年期综合征

扫二维码看视频

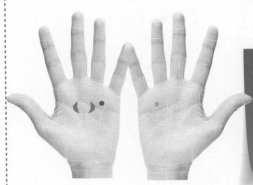

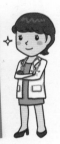

反射区诊断

各主线干扰纹，小鱼际外缘呈圆弧状，提示有更年期综合征。

● 心脏反射区　　● 肝反射区　　● 腹腔神经丛反射区

手部的反射区按摩

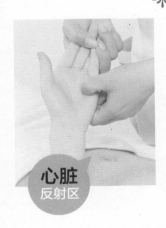

心脏
反射区

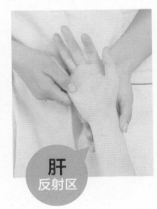

肝
反射区

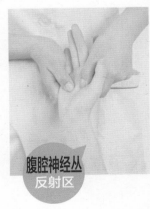

腹腔神经丛
反射区

按摩方法　用掐法掐按心脏反射区1～2分钟，以按摩部位发红或有酸胀感为宜。

按摩方法　用指揉法按揉肝反射区1～2分钟，以按摩部位发红或有酸胀感为宜。

按摩方法　用指按法按压腹腔神经丛反射区1～2分钟，以按摩部位发红或有酸胀感为宜。

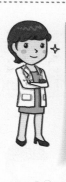

反射区诊断
足后跟疼痛或干裂，提示有更年期综合征。

● 子宫反射区
● 下身淋巴结反射区
● 甲状腺反射区

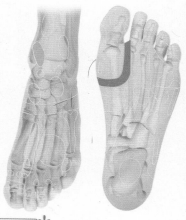

足部的反射区按摩

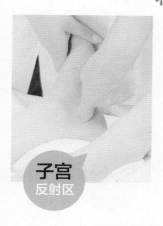

子宫
反射区

按摩方法 用单食指叩拳法顶压子宫反射区2～5分钟，以按摩部位发红或有酸胀感为宜。

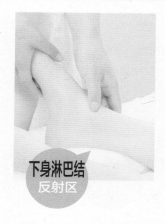

下身淋巴结
反射区

按摩方法 用拇指腹按压法按压下身淋巴结反射区2～5分钟，以按摩部位有酸胀感为宜。

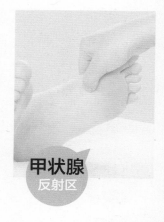

甲状腺
反射区

按摩方法 用拇指指腹按压法按压甲状腺反射区2～5分钟，以按摩部位有酸胀感为宜。

- 心反射区
- 肝反射区
- 内分泌反射区

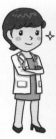

反射区诊断
肺反射区见糠皮样脱屑，不易擦去，提示有更年期综合征。

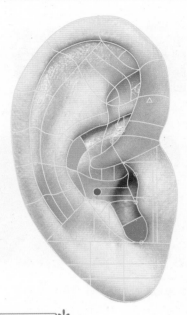

耳部的反射区按摩

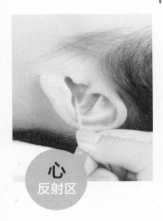

心
反射区

按摩方法 用切按法切压心反射区1～2分钟，以按摩部位发红或有酸胀感为宜。

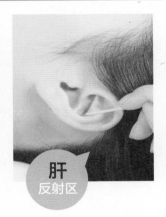

肝
反射区

按摩方法 用切按法切压肝反射区1～2分钟，以按摩部位发红或有酸胀感为宜。

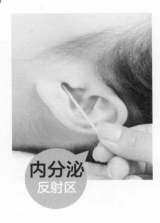

内分泌
反射区

按摩方法 用切按法切压内分泌反射区1～2分钟，以按摩部位发红或有酸胀感为宜。

扫二维码看视频

遗精

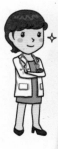

反射区诊断

大、小鱼际间平坦，提示有遗精。

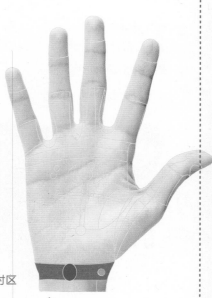

● 生殖腺反射区　　● 腹股沟反射区　　● 前列腺反射区

手部的反射区按摩

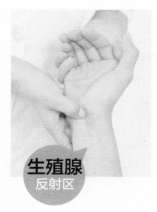

生殖腺
反射区

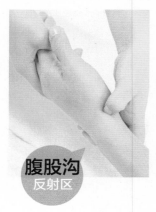

腹股沟
反射区

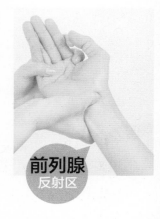

前列腺
反射区

按摩方法　用掐法掐按生殖腺反射区1～2分钟，以按摩部位发红或有酸胀感为宜。

按摩方法　用掐法掐按腹股沟反射区1～2分钟，以按摩部位发红或有酸胀感为宜。

按摩方法　用掐法掐按前列腺反射区1～2分钟，以按摩部位发红或有酸胀感为宜。

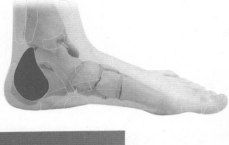

● 前列腺反射区
● 肾反射区
● 生殖腺反射区

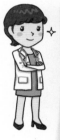

反射区诊断
推按前列腺及肾反射区，酸痛感显著，提示有遗精。

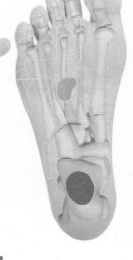

足部的反射区按摩

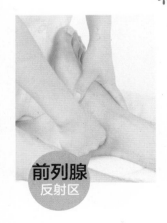

前列腺
反射区

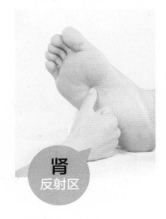

肾
反射区

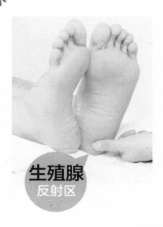

生殖腺
反射区

按摩方法　用单食指叩拳法顶压前列腺反射区2～5分钟，以按摩部位发红或有酸胀感为宜。

按摩方法　用掐法掐按肾反射区2～5分钟，以按摩部位发红或有酸胀感为宜。

按摩方法　用拇指指腹按压法按压生殖腺反射区2～5分钟，以局部酸痛为宜。

● 肾上腺反射区
● 内生殖器反射区
● 外生殖器反射区

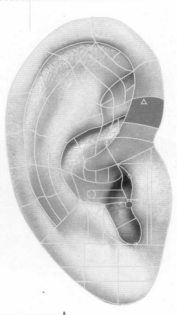

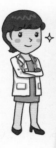

反射区诊断
用耳穴探棒或火柴棒探查压痛点，内生殖器反射区压痛显著，提示有遗精。

耳部的反射区按摩

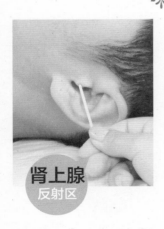

肾上腺
反射区

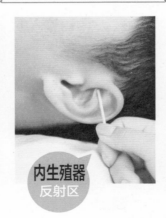

内生殖器
反射区

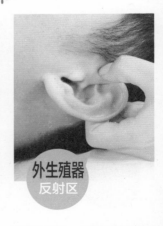

外生殖器
反射区

按摩方法　用切按法切压肾上腺反射区1～2分钟，以按摩部位发红或有酸胀感为宜。

按摩方法　用切按法切压内生殖器反射区1～2分钟，以按摩部位发红或有酸胀感为宜。

按摩方法　用切按法切压外生殖器反射区1～2分钟，以按摩部位发红或有酸胀感为宜。

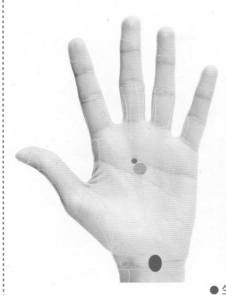

早泄

扫二维码看视频

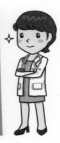

反射区诊断

生殖腺反射区色白，
或潮红，提示可能有
早泄。

● 生殖腺反射区　　● 肾反射区　　● 肾上腺反射区

手部的反射区按摩

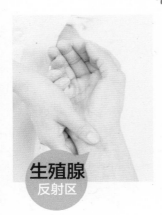

生殖腺
反射区

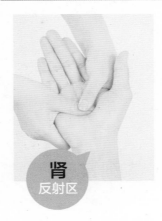

肾
反射区

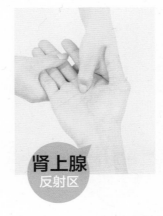

肾上腺
反射区

按摩方法　用指揉法按揉生殖腺反射区1～2分钟，以按摩部位发红或有酸胀感为宜。

按摩方法　用指按法按压肾反射区1～2分钟，以按摩部位发红或有酸胀感为宜。

按摩方法　用掐法掐按肾上腺反射区1～2分钟，以按摩部位发红或有酸胀感为宜。

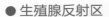
● 生殖腺反射区
● 前列腺反射区
● 肾反射区

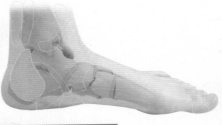

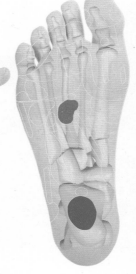

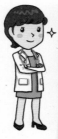

反射区诊断
推按生殖腺及肾反射区，酸痛感显著，提示有早泄。

足部的反射区按摩

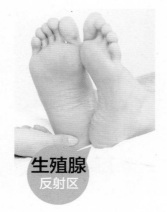
生殖腺
反射区

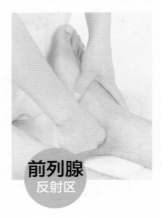
前列腺
反射区

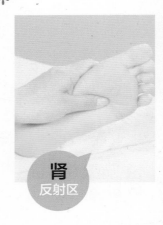
肾
反射区

按摩方法　用拇指指腹按压法按压生殖腺反射区2～5分钟，以局部酸痛为宜。

按摩方法　用单食指叩拳法顶压前列腺反射区2～5分钟，以局部酸痛为宜。

按摩方法　用拇指指腹按压肾反射区2～5分钟，以按摩部位发红或有酸胀感为宜。

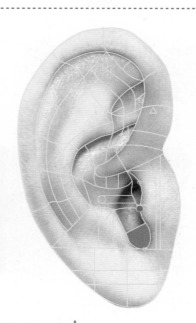

- 肾上腺反射区
- 交感
- 内分泌反射区

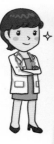

反射区诊断
用耳穴探棒或火柴棒探查压痛点，内分泌及肾反射区压痛显著，提示有早泄。

耳部的反射区按摩

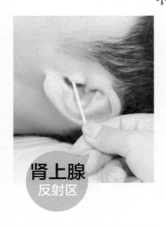

肾上腺
反射区

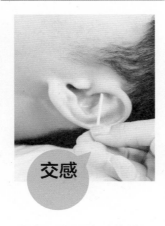

交感

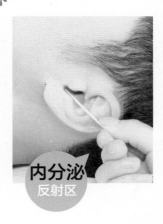

内分泌
反射区

按摩方法 用切按法切压肾上腺反射区1~2分钟，以按摩部位发红或有酸胀感为宜。

按摩方法 用切按法切压交感1~2分钟，以按摩部位发红或有酸胀感为宜。

按摩方法 用切按法切压内分泌反射区1~2分钟，以按摩部位发红或有酸胀感为宜。

扫二维码看视频

阳痿

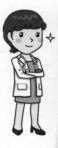

反射区诊断

小鱼际暗青，大小鱼际间平坦，提示有阳痿。

● 生殖腺反射区　● 腹股沟反射区　● 前列腺反射区

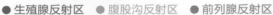

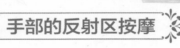

手部的反射区按摩

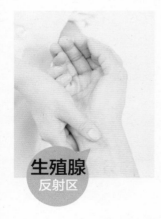

生殖腺
反射区

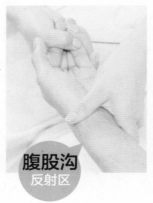

腹股沟
反射区

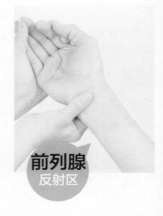

前列腺
反射区

按摩方法　用指揉法按揉生殖腺反射区1～2分钟，以按摩部位发红或有酸胀感为宜。

按摩方法　用指揉法按揉腹股沟反射区1～2分钟，以按摩部位发红或有酸胀感为宜。

按摩方法　用指按法按压前列腺反射区1～2分钟，以按摩部位发红或有酸胀感为宜。

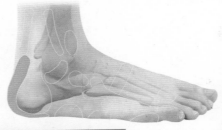

● 生殖腺反射区
● 外尾骨反射区
● 肾反射区

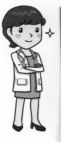

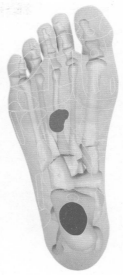

反射区诊断
推按生殖腺及外尾骨反射区，酸痛显著，提示可能有阳痿。

足部的反射区按摩

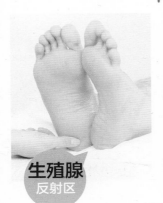

生殖腺
反射区

按摩方法　用拇指指腹按压法按压生殖腺反射区2～5分钟，以局部酸痛为宜。

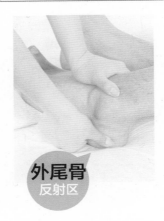

外尾骨
反射区

按摩方法　用拇指腹按压法按压外尾骨反射区2～5分钟，以局部酸痛为宜。

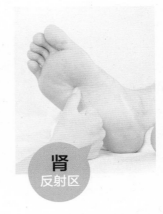

肾
反射区

按摩方法　用掐法掐按肾反射区2～5分钟，以按摩部位发红或有酸胀感为宜。

● 内生殖器反射区
● 交感
● 腰骶椎反射区

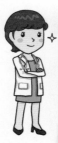
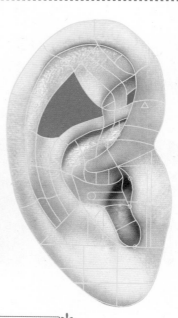

反射区诊断
用耳穴探棒或火柴棒探查压痛点，内生殖器及肾反射区压痛显著，提示有阳痿。

耳部的反射区按摩

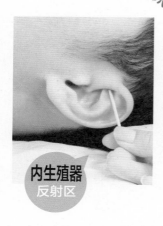

内生殖器
反射区

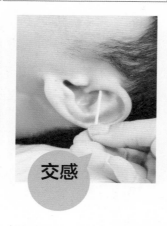

交感

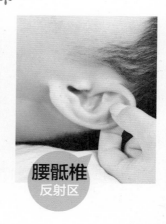

腰骶椎
反射区

按摩方法　用切按法切压内生殖器反射区1～2分钟，以按摩部位发红或有酸胀感为宜。

按摩方法　用切按法切压交感1～2分钟，以按摩部位发红或有酸胀感为宜。

按摩方法　用切按法切压腰骶椎反射区1～2分钟，以按摩部位发红或有酸胀感为宜。

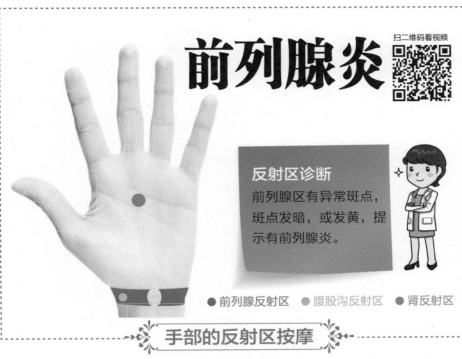

前列腺炎

扫二维码看视频

反射区诊断
前列腺区有异常斑点，斑点发暗，或发黄，提示有前列腺炎。

● 前列腺反射区　● 腹股沟反射区　● 肾反射区

手部的反射区按摩

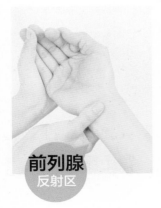

前列腺
反射区

按摩方法　用指按法按压前列腺反射区1～2分钟，以按摩部位发红或有酸胀感为宜。

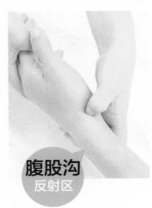

腹股沟
反射区

按摩方法　用掐法掐按腹股沟反射区1～2分钟，以按摩部位发红或有酸胀感为宜。

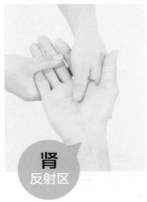

肾
反射区

按摩方法　用指揉法按揉肾反射区1～2分钟，以按摩部位发红或有酸胀感为宜。

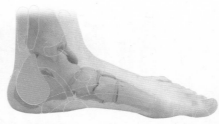

● 生殖腺反射区
● 前列腺反射区
● 肾上腺反射区

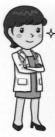

反射区诊断

推按膀胱及下身淋巴结反射区，痛感显著，提示有前列腺炎。

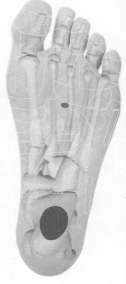

足部的反射区按摩

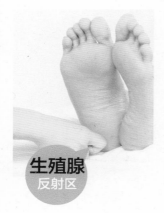

生殖腺
反射区

按摩方法 用单食指叩拳法顶压生殖腺反射区2～5分钟，以局部酸痛为宜。

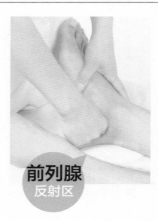

前列腺
反射区

按摩方法 用单食指叩拳法顶压前列腺反射区2～5分钟，以局部酸痛为宜。

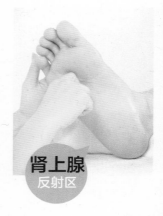

肾上腺
反射区

按摩方法 用单食指叩拳法顶压肾上腺反射区2～5分钟，以局部酸痛为宜。

● 三焦反射区
● 内分泌反射区
● 肾上腺反射区

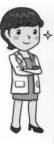
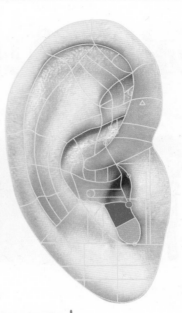

反射区诊断
用耳穴探棒或火柴棒探查压痛点，内分泌及三焦反射区压痛显著，提示有前列腺炎。

耳部的反射区按摩

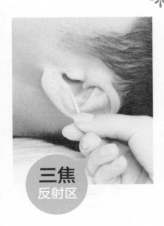

三焦反射区

按摩方法　用切按法切压三焦反射区1～2分钟，以按摩部位发红或有酸胀感为宜。

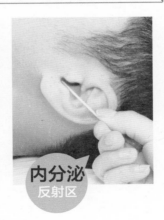

内分泌反射区

按摩方法　用切按法切压内分泌反射区1～2钟，以按摩部位发红或有酸胀感为宜。

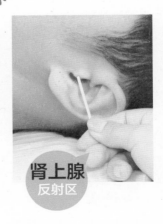

肾上腺反射区

按摩方法　用切按法切压肾上腺反射区1～2分钟，以按摩部位发红或有酸胀感为宜。

尿路感染

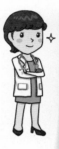

反射区诊断

小指指根部桡侧弯曲,
提示可能患有输尿管、
膀胱炎症。

● 前列腺反射区　● 腹股沟反射区　● 肾反射区

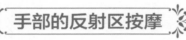

手部的反射区按摩

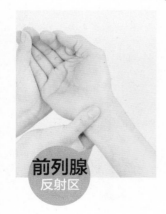

前列腺
反射区

按摩方法　用指按法按压前列腺反射区1～2分钟,以按摩部位发红或有酸胀感为宜。

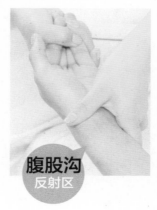

腹股沟
反射区

按摩方法　用指揉法按揉腹股沟反射区1～2分钟,以按摩部位发红或有酸胀感为宜。

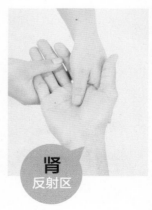

肾
反射区

按摩方法　用指揉法按揉肾反射区1～2分钟,以按摩部位发红或有酸胀感为宜。

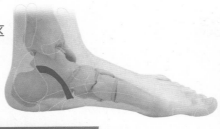

● 尿道、阴道反射区
● 肾上腺反射区
● 膀胱反射区

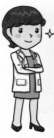

反射区诊断
足部小拇趾弯曲且僵硬，当按压尿道、阴道反射区时有压痛感，则提示有尿路感染。

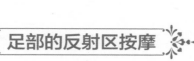

足部的反射区按摩

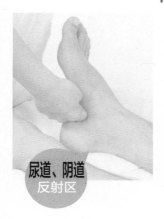

尿道、阴道
反射区

按摩方法 用单食指叩拳法顶压尿道、阴道反射区2～5分钟，以按摩部位有酸胀感为宜。

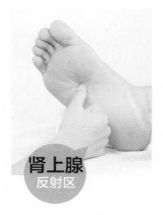

肾上腺
反射区

按摩方法 用掐法掐按肾上腺反射区2～5分钟，以按摩部位发红或有酸胀感为宜。

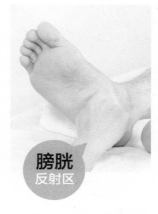

膀胱
反射区

按摩方法 用单食指叩拳法顶压膀胱反射区2～5分钟，以按摩部位发红或有酸胀感为宜。

● 尿道反射区
● 内生殖器反射区
● 肾上腺反射区

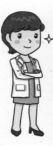

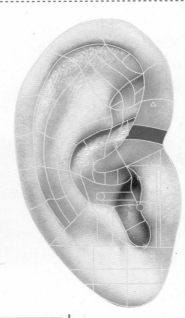

反射区诊断

三焦反射区见点状或片状红晕、暗红、暗灰、苍白或中央苍白边缘红晕，提示有尿道炎。

◆━━ 耳部的反射区按摩 ━━◆

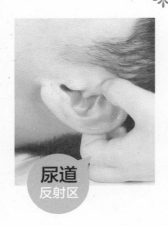

尿道
反射区

按摩方法 用切按法切压尿道反射区1～2分钟，以按摩部位发红或有酸胀感为宜。

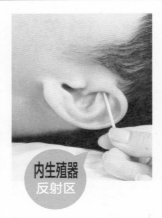

内生殖器
反射区

按摩方法 用切按法切压内生殖器反射区1～2分钟，以按摩部位发红或有酸胀感为宜。

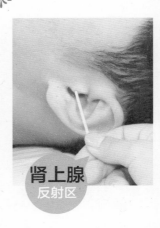

肾上腺
反射区

按摩方法 用切按法切压肾上腺反射区1～2分钟，以按摩部位发红或有酸胀感为宜。

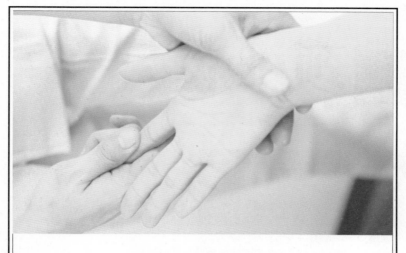

手足耳按摩
调理颈肩腰腿痛

第
6
章

　　流行病学研究表明，目前在全世界范围内，颈肩腰腿痛已经成为发病率最高的职业性疾病。有 75 % ~ 85 %的人在其一生中会发生颈肩腰腿痛。没有公认的防治措施，专业的防治论述也非常少，因此如何防治颈肩腰腿痛，应当成为我们高度关注的问题。也许吃药能稍微缓解疼痛，但是您想不吃药就可以治疗颈肩腰腿痛吗？手足耳按摩是个不错的选择。

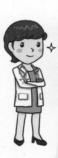

扫二维码看视频

颈椎病

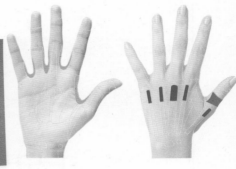

反射区诊断
颈椎及颈肩区反射区压痛显著，提示可能有颈椎病。

● 颈椎反射区　● 颈肩区反射区　● 颈项反射区

手部的反射区按摩

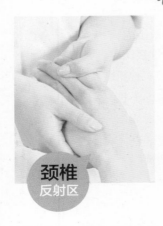

颈椎
反射区

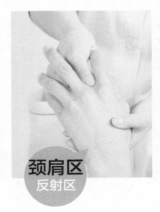

颈肩区
反射区

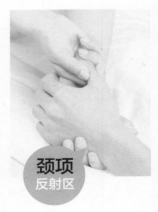

颈项
反射区

按摩方法　用指按法按压颈椎反射区1～2分钟，以按摩部位发红或有酸胀感为宜。

按摩方法　用指揉法按揉颈肩区反射区1～2分钟，以按摩部位发红或有酸胀感为宜。

按摩方法　用指按法按压颈项反射区1～2分钟，以按摩部位发红或有酸胀感为宜。

● 颈椎反射区
● 斜方肌反射区
● 颈项反射区

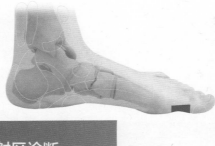

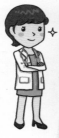

反射区诊断
足趾根部压痛显著，提示可能有颈椎病。

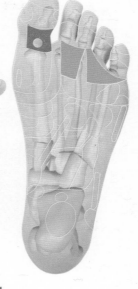

足部的反射区按摩

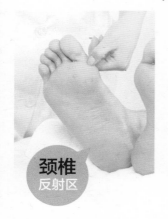

颈椎
反射区

按摩方法 用掐法掐按颈椎反射区2～5分钟，以按摩部位发红或有酸胀感为宜。

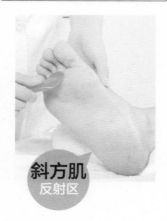

斜方肌
反射区

按摩方法 用刮压法刮压斜方肌反射区2～5分钟，以按摩部位发红或有酸胀感为宜。

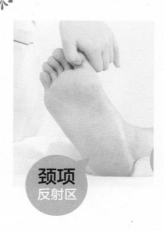

颈项
反射区

按摩方法 用拇指指腹按压法按压颈项反射区2～5分钟，以按摩部位发红或有酸胀感为宜。

● 颈椎反射区
● 神门反射区
● 肩反射区

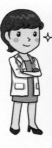

反射区诊断
用耳穴探棒探查压痛点，对耳轮处压痛显著，提示有颈椎病。

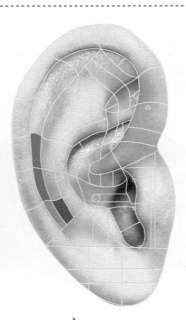

耳部的反射区按摩

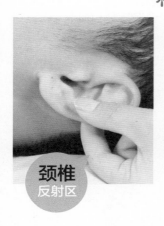

颈椎
反射区

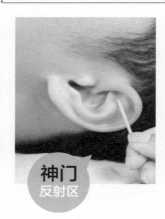

神门
反射区

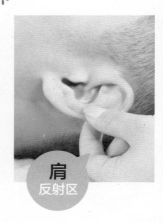

肩
反射区

按摩方法 用捏揉法揉动颈椎反射区1～2分钟，以按摩部位发红或有酸胀感为宜。

按摩方法 用切按法切压神门反射区1～2分钟，以按摩部位发红或有酸胀感为宜。

按摩方法 用捏揉法揉动肩反射区1～2分钟，以按摩部位发红或有酸胀感为宜。

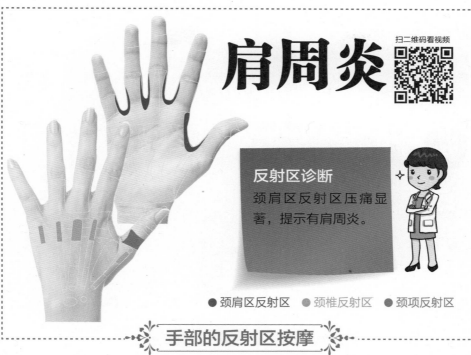

肩周炎

扫二维码看视频

反射区诊断

颈肩区反射区压痛显著，提示有肩周炎。

● 颈肩区反射区　　● 颈椎反射区　　● 颈项反射区

手部的反射区按摩

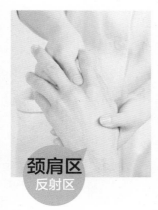

颈肩区
反射区

按摩方法　用指揉法按揉颈肩区反射区1～2分钟，以按摩部位发红或有酸胀感为宜。

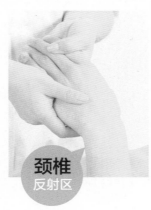

颈椎
反射区

按摩方法　用指揉法按揉颈椎反射区1～2分钟，以按摩部位发红或有酸胀感为宜。

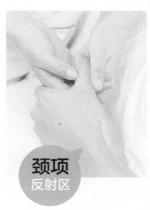

颈项
反射区

按摩方法　用掐法掐按颈项反射区1～2分钟，以按摩部位发红或有酸胀感为宜。

- 肩关节反射区
- 颈椎反射区
- 颈项反射区

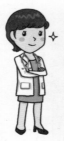

反射区诊断
足趾根部及足底外侧压痛显著，提示可能有肩周炎。

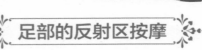

足部的反射区按摩

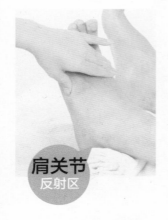

肩关节
反射区

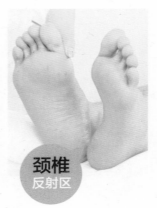

颈椎
反射区

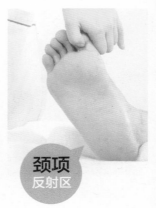

颈项
反射区

按摩方法　用拇指腹按压法按压反射区2～5分钟，以按摩部位发红或有酸胀感为宜。

按摩方法　用拇指指腹按压法按压颈椎反射区2～5分钟，以按摩部位发红或有酸胀感为宜。

按摩方法　用拇指指腹按压法按压颈项反射区2～5分钟，以按摩部位发红或有酸胀感为宜。

● 肩反射区
● 神门反射区
● 锁骨反射区

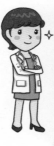

反射区诊断
肩反射区暗青，压痛显著，提示有肩周炎。

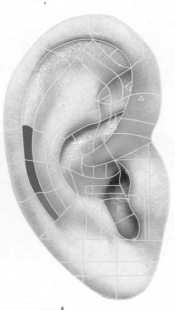

耳部的反射区按摩

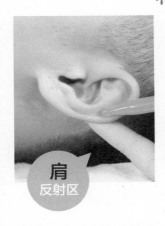

肩
反射区

按摩方法 用搓摩法搓摩肩反射区1～2分钟，以按摩部位发红或有酸胀感为宜。

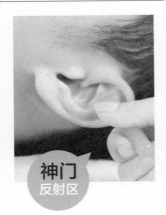

神门
反射区

按摩方法 用搓摩法搓摩神门反射区1～2分钟，以按摩部位发红或有酸胀感为宜。

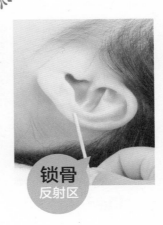

锁骨
反射区

按摩方法 用切按法切压锁骨反射区1～2分钟，以按摩部位发红或有酸胀感为宜。

扫二维码看视频

急性腰扭伤

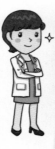

反射区诊断

腰椎反射区暗青伴压痛显著，提示可能有急性腰扭伤。

● 腰椎反射区　● 髋关节反射区　● 尾骨反射区

手部的反射区按摩

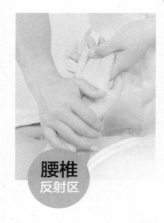

腰椎
反射区

按摩方法　用擦法推擦腰椎反射区1～2分钟，以按摩部位发红或有酸胀感为宜。

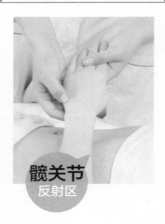

髋关节
反射区

按摩方法　用掐法掐按髋关节反射区1～2分钟，以按摩部位发红或有酸胀感为宜。

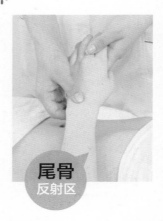

尾骨
反射区

按摩方法　用指按法按压尾骨反射区1～2分钟，以按摩部位发红或有酸胀感为宜。

- ● 腰椎反射区
- ● 髋关节反射区
- ● 内侧坐骨神经反射区

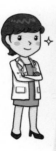

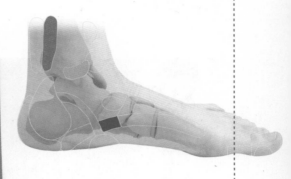

反射区诊断

腰椎及髋关节反射区压痛显著，提示有急性腰扭伤。

足部的反射区按摩

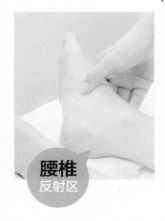

腰椎
反射区

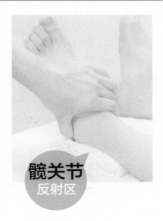

髋关节
反射区

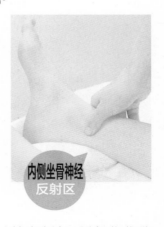

内侧坐骨神经
反射区

按摩方法 用拇指腹按压法按压腰椎反射区2～5分钟，以按摩部位发红或有酸胀感为宜。

按摩方法 用拇指指腹推压法推压髋关节反射区2～5分钟，以按摩部位发红或有酸胀感为宜。

按摩方法 用拇指指腹按压法按压内侧坐骨神经反射区2～5分钟，以按摩部位发红或有酸胀感为宜。

- 腰骶椎反射区
- 皮质下
- 神门反射区

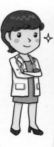

反射区诊断
腰骶椎反射区暗青色，提示有腰扭伤。

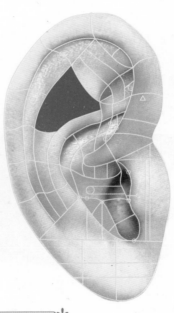

耳部的反射区按摩

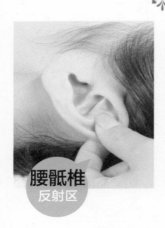

腰骶椎
反射区

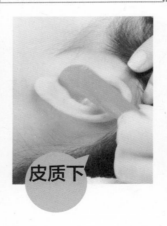

皮质下

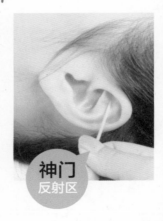

神门
反射区

按摩方法　用捏揉法揉动腰骶椎反射区1～2分钟，以按摩部位发红或有酸胀感为宜。

按摩方法　用刮拭法刮拭皮质下1～2分钟，以按摩部位发红或有酸胀感为宜。

按摩方法　用切按法切压神门反射区1～2分钟，以按摩部位发红或有酸胀感为宜。

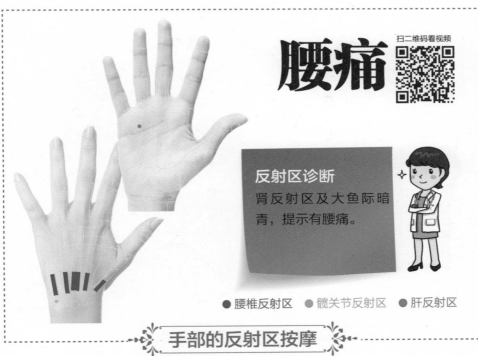

腰痛

扫二维码看视频

反射区诊断
肾反射区及大鱼际暗青，提示有腰痛。

● 腰椎反射区　　● 髋关节反射区　　● 肝反射区

手部的反射区按摩

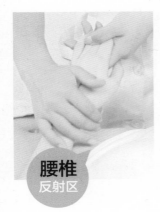

腰椎
反射区

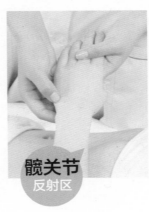

髋关节
反射区

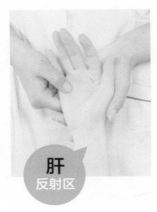

肝
反射区

按摩方法　用擦法推擦腰椎反射区1～2分钟，以按摩部位发红或有酸胀感为宜。

按摩方法　用掐法掐按髋关节反射区1～2分钟，以按摩部位发红或有酸胀感为宜。

按摩方法　用指按法按压肝反射区1～2分钟，以按摩部位发红或有酸胀感为宜。

- 腰椎反射区
- 髋关节反射区
- 内侧坐骨神经反射区

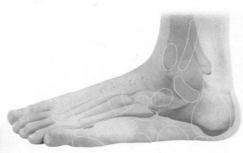

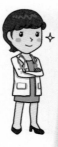

反射区诊断

腰椎及髋关节反射区压痛显著，提示有腰痛。

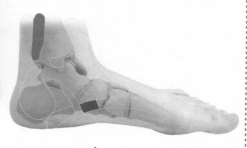

足部的反射区按摩

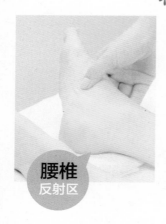

腰椎 反射区

按摩方法 拇指指腹按压法按压反射区2～5分钟，以按摩部位发红或有酸胀感为宜。

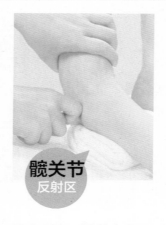

髋关节 反射区

按摩方法 用单食指叩拳法顶压髋关节反射区2～5分钟，以按摩部位发红或有酸胀感为宜。

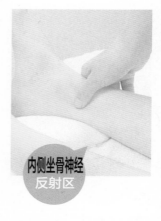

内侧坐骨神经 反射区

按摩方法 用拇指指腹按压法按压内侧坐骨神经反射区2～5分钟，以按摩部位发红或有酸胀感为宜。

● 腰骶椎反射区
● 坐骨神经反射区
● 神门反射区

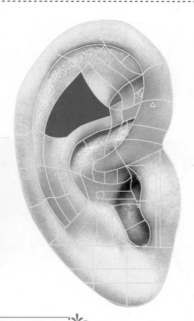

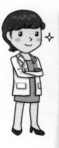

反射区诊断
用耳穴探棒探查压痛点，腰骶椎反射区压痛显著，提示有腰痛。

耳部的反射区按摩

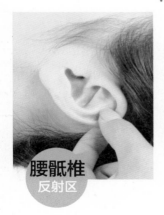

腰骶椎
反射区

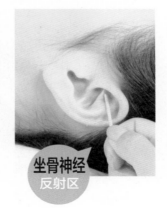

坐骨神经
反射区

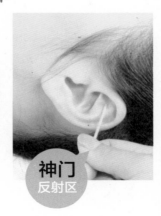

神门
反射区

按摩方法　用切按法切压腰骶椎反射区1～2分钟，以按摩部位发红或有酸胀感为宜。

按摩方法　用切按法切压坐骨神经反射区1～2分钟，以按摩部位发红或有酸胀感为宜。

按摩方法　用切按法切压神门反射区1～2分钟，以按摩部位发红或有酸胀感为宜。

扫二维码看视频

腰椎骨质增生

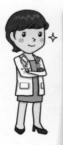

反射区诊断

按揉腰椎反射区，酸痛显著，提示可能有腰椎隐患。

● 腰椎反射区 ● 肾反射区 ● 尾骨反射区

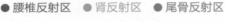

手部的反射区按摩

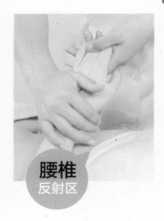

腰椎
反射区

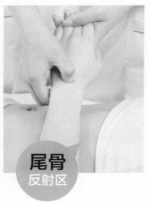

尾骨
反射区

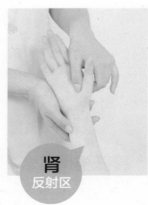

肾
反射区

按摩方法 用擦法推擦腰椎反射区1～2分钟，以按摩部位发红或有酸胀感为宜。

按摩方法 用掐法掐按尾骨反射区1～2分钟，以按摩部位发红或有酸胀感为宜。

按摩方法 用指揉法揉按肾反射区1～2分钟，以局部有酸痛感为宜。

● 腰骶椎反射区
● 皮质下
● 坐骨神经反射区

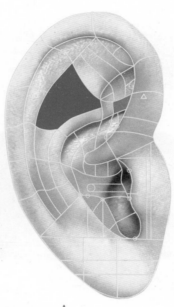

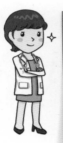

反射区诊断
用耳穴探棒或火柴棒探查下列反射区，压痛显著。

耳部的反射区按摩

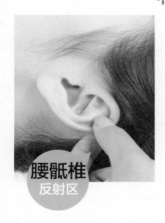

腰骶椎
反射区

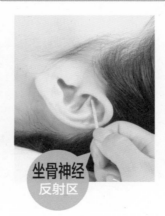

坐骨神经
反射区

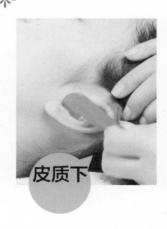

皮质下

按摩方法 用切按法切压腰骶椎反射区 1～2 分钟，以按摩部位发红或有酸胀感为宜。

按摩方法 用切按法切压坐骨神经反射区 1～2 分钟，以按摩部位发红或有酸胀感为宜。

按摩方法 用刮拭法刮拭皮质下反射区 1～2 分钟，以按摩部位发红或有酸胀感为宜。

扫二维码看视频

膝关节痛

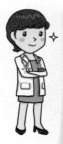

反射区诊断

按揉膝关节反射区，酸痛显著，提示可能有膝关节痛。

● 膝关节反射区　● 肾反射区　● 腰椎反射区

手部的反射区按摩

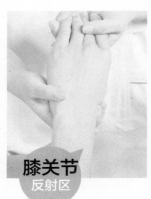

膝关节
反射区

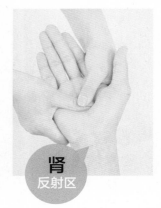

肾
反射区

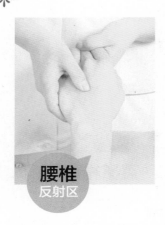

腰椎
反射区

按摩方法　用指按法按压膝关节反射区1～2分钟，以按摩部位发红或有酸胀感为宜。

按摩方法　用指按法按压肾反射区1～2分钟，以按摩部位发红或有酸胀感为宜。

按摩方法　用指按法按压腰椎反射区1～2分钟，以按摩部位发红或有酸胀感为宜。

● 膝关节反射区
● 外侧坐骨神经反射区
● 外尾骨反射区

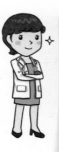

反射区诊断
按揉膝关节反射区，酸痛显著，提示可能有膝关节痛。

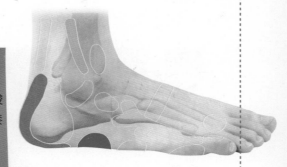

足部的反射区按摩

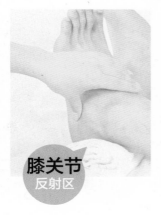

膝关节
反射区

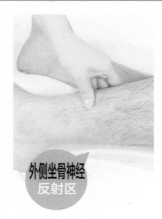

外侧坐骨神经
反射区

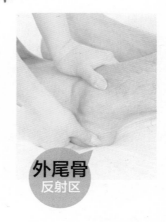

外尾骨
反射区

按摩方法 用拇指指腹按压法按压膝关节反射区2～5分钟，以按摩部位发红或有酸胀感为宜。

按摩方法 用拇指指腹按压法按压外侧坐骨神经反射区2～5分钟，以按摩部位发红或有酸胀感为宜。

按摩方法 用拇指指腹按压法按压外尾骨反射区2～5分钟，以按摩部位有酸胀感为宜。

- ● 神门反射区
- ● 腰骶椎反射区
- ● 膝反射区

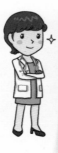

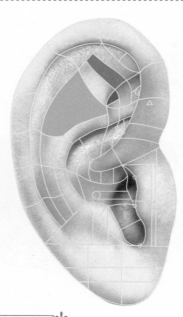

反射区诊断

用耳穴探棒探查压痛点，膝反射区压痛显著，提示有膝关节痛。

耳部的反射区按摩

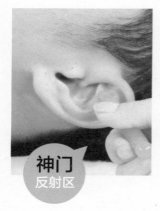

神门
反射区

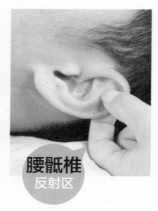

腰骶椎
反射区

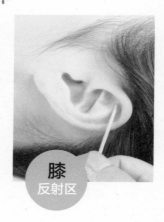

膝
反射区

按摩方法　用搓摩法搓摩神门反射区1～2分钟，以按摩部位发红或有酸胀感为宜。

按摩方法　用切按法切压腰骶椎反射区1～2分钟，以按摩部位发红或有酸胀感为宜。

按摩方法　用切按法切压膝反射区1～2分钟，以按摩部位发红或有酸胀感为宜。

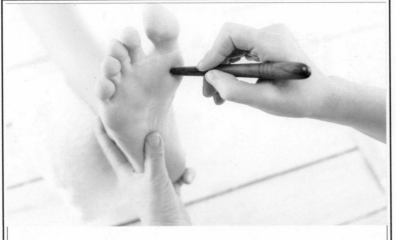

手足耳按摩
做好日常保健

　　紧张的生活节奏影响人的健康。为了保持健康，许多人选择吃保健品，简便又省事，但是"是药三分毒"，保 健品中也常含有有害成分。放松自己的身体，保健按摩就是非常不错的方法。通过日常的保健按摩也可以达到不吃药防病治病的效果，让我们的身体得到最细致的呵护。如果没有时间到外面去享受按摩，自己动手，只要找准反射区、穴位，在家也可以享受到非常舒适的按摩了。

保养心肺

心脏和肺脏是人体的重要器官，前者负责为血液循环提供动力，后者主呼吸。心肺功能失调者主要表现为心动过快或过缓，并且伴有胸闷、心悸、气短等症状。平时要注意锻炼和加强心肺功能，以免累及其他脏腑功能。

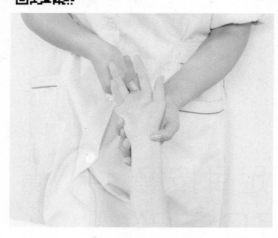

手部的反射区按摩

肺及支气管反射区

按摩方法　用指按法按压肺及支气管反射区1～2分钟，以按摩部位发红或有酸胀感为宜。

心脏反射区

按摩方法　用掐法掐按心脏反射区1～2分钟，以按摩部位发红或有酸胀感为宜。

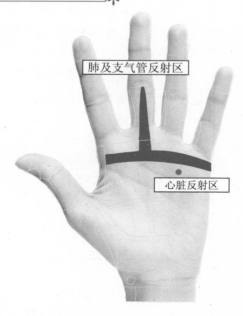

肺及支气管反射区

心脏反射区

足部的反射区按摩

肺及支气管反射区

按摩方法　用拇指指腹按压法按压肺及支气管反射区2～5分钟，以按摩部位发红或有酸胀感为宜。

心反射区

按摩方法　用拇指指腹按压法按压心反射区2～5分钟，以按摩部位发红或有酸胀感为宜。

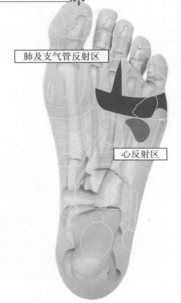

肺及支气管反射区

心反射区

耳部的反射区按摩

心反射区

按摩方法　用切按法切压心反射区1～2分钟，以按摩部位发红或有酸胀感为宜。

肺反射区

按摩方法　用切按法切压肺反射区1～2分钟，以按摩部位发红或有酸胀感为宜。

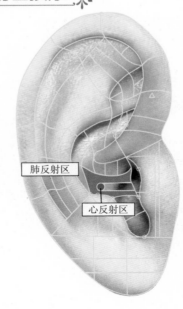

肺反射区

心反射区

扫二维码看视频

补脾养胃

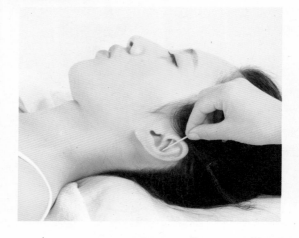

脾胃虚弱，泛指脾气虚、脾阳虚、脾不统血、胃阳虚、胃气虚、胃阴虚及脾胃虚寒等中医证候。其中脾气虚是脾胃虚弱的基本类型，脾气虚证是指脾气不足，失其健运所表现的证候。多因饮食不节，劳累过度，久病耗伤脾气所致。

手部的反射区按摩

胃脾大肠区反射区

按摩方法 用指按法按压胃脾大肠区反射区1～2分钟，以按摩部位发红或有酸胀感为宜。

腹腔神经丛反射区

按摩方法 用指揉法按揉腹腔神经丛反射区1～2分钟，以按摩部位发红或有酸胀感为宜。

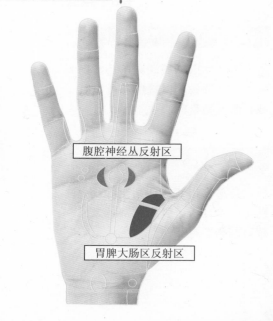

腹腔神经丛反射区

胃脾大肠区反射区

足部的反射区按摩

胃反射区

按摩方法　用单食指叩拳法顶压胃反射区2～5分钟，以按摩部位发红或有酸胀感为宜。

胰腺反射区

按摩方法　用单食指叩拳法顶压胰腺反射区2～5分钟，以按摩部位发红或有酸胀感为宜。

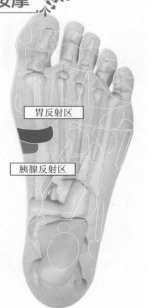

胃反射区

胰腺反射区

耳部的反射区按摩

胃反射区

按摩方法　用切按法切压胃反射区1～2分钟，以按摩部位发红或有酸胀感为宜。

脾反射区

按摩方法　用切按法切压脾反射区1～2分钟，以按摩部位发红或有酸胀感为宜。

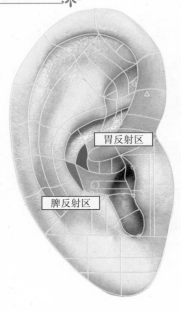

胃反射区

脾反射区

疏肝解郁

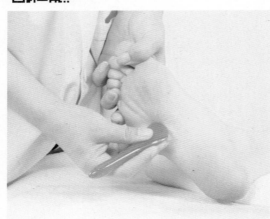

肝有疏泄的功能，喜升发舒畅，如因恼怒伤肝，或因其他原因影响气机升发和疏泄，就会引起肝郁的病症。其表现主要有两胁胀满或窜痛，胸闷不舒，且胁痛常随情绪变化而增减。平时要注意调整情绪和心理，使体内之气能够正常的宣泄。

手部的反射区按摩

肝反射区

按摩方法　用指按法按压肝反射区1～2分钟，以按摩部位发红或有酸胀感为宜。

胰腺反射区

按摩方法　用指按法按压胰腺反射区1～2分钟，以按摩部位发红或有酸胀感为宜。

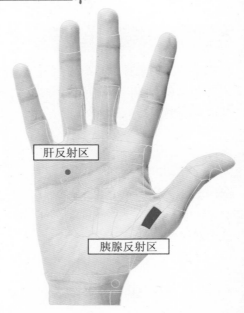

肝反射区

胰腺反射区

足部的反射区按摩

肝反射区

按摩方法　用刮压法刮压肝反射区 2～5 分钟，以按摩部位发红或有酸胀感为宜。

胆囊反射区

按摩方法　用刮压法刮压胆囊反射区 2～5 分钟，以按摩部位发红或有酸胀感为宜。

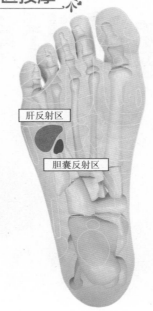

肝反射区

胆囊反射区

耳部的反射区按摩

神门反射区

按摩方法　用切按法切压神门反射区 1～2 分钟，以按摩部位发红或有酸胀感为宜。

肝反射区

按摩方法　用切按法切压肝反射区 1～2 分钟，以按摩部位发红或有酸胀感为宜。

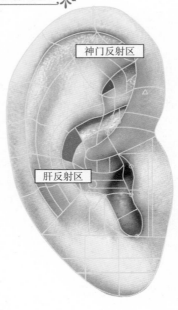

神门反射区

肝反射区

扫二维码看视频

补肾强腰

肾是人体重要的器官，它属于泌尿系统的一部分，负责过滤血液中的杂质、维持体液和电解质的平衡。中医认为肾藏先天之精，主生殖，为人体生命之本源。经常进行手足耳按摩可以补肾纳气。此外，腰为肾之府，常做腰部按摩，可防治因肾亏所致的腰肌劳损、腰酸背痛等症。

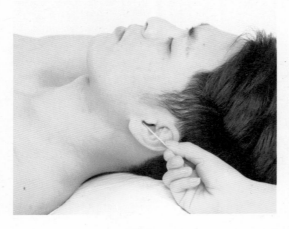

手部的反射区按摩

肾上腺反射区

按摩方法　用指揉法按揉肾上腺反射区1～2分钟，以按摩部位发红或有酸胀感为宜。

肾反射区

按摩方法　用指揉法按揉肾反射区1～2分钟，以按摩部位发红或有酸胀感为宜。

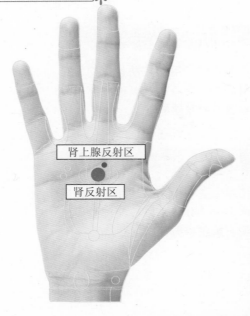

肾上腺反射区

肾反射区

足部的反射区按摩

肾反射区

按摩方法 用拇指指腹推压法推压肾反射区2～5分钟，以按摩部位发红或有酸胀感为宜。

生殖腺反射区

按摩方法 用拇指指腹推压法推压生殖腺反射区2～5分钟，以按摩部位发红或有酸胀感为宜。

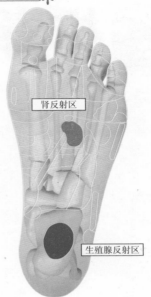

肾反射区

生殖腺反射区

耳部的反射区按摩

内分泌反射区

按摩方法 用切按法切压内分泌反射区1～2分钟，以按摩部位发红或有酸胀感为宜。

耳背肾反射区

按摩方法 用捏揉法揉动耳背肾反射区1～2分钟，以按摩部位发红或有酸胀感为宜。

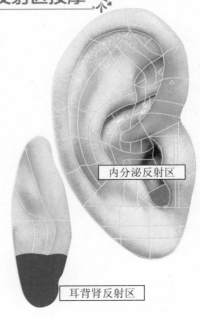

内分泌反射区

耳背肾反射区

扫二维码看视频

排毒通便

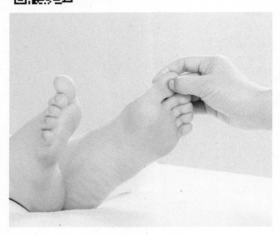

毒素是一种可以干预正常生理活动并破坏机体功能的物质。人体的肠道、肺、肾、肝，乃至皮肤都是重要的排毒系统。按摩手部、足部和耳部的反射区，可以加快血液循环，能够在短时间内加强体内排毒功效。

手部的反射区按摩

肾上腺反射区

按摩方法　用指按法按压肾上腺1～2分钟，以按摩部位发红或有酸胀感为宜。

肾反射区

按摩方法　用指按法按压肾反射区1～2分钟，以按摩部位发红或有酸胀感为宜。

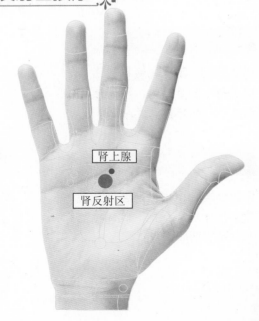

肾上腺

肾反射区

足部的反射区按摩

脑垂体反射区

按摩方法　用掐法掐按脑垂体反射区2～5分钟，以按摩部位发红或有酸胀感为宜。

足窍阴穴

按摩方法　用掐法掐按足窍阴穴2～5分钟，以按摩部位发红或有酸胀感为宜。

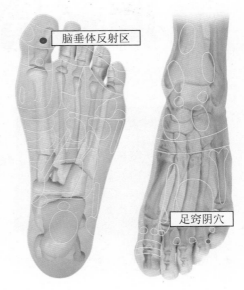

脑垂体反射区

足窍阴穴

耳部的反射区按摩

内分泌反射区

按摩方法　用切按法切压内分泌反射区1～2分钟，以按摩部位发红或有酸胀感为宜。

肾上腺反射区

按摩方法　用切按法切压肾上腺反射区1～2分钟，以按摩部位发红或有酸胀感为宜。

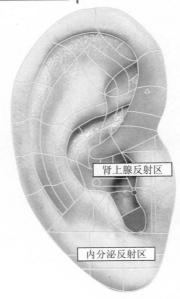

肾上腺反射区

内分泌反射区

扫二维码看视频

调畅情志

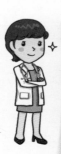

反射区功效

大脑反射区清热解表、苏厥开窍；心脏反射区理气止痛、强心通脉；肝反射区养肝明目。

● 大脑反射区　● 心脏反射区　● 肝反射区

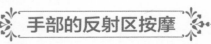

手部的反射区按摩

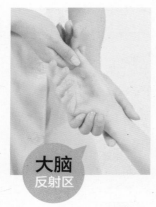

大脑
反射区

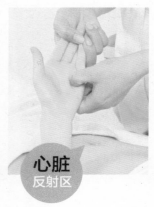

心脏
反射区

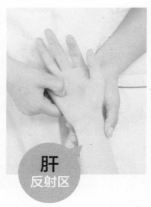

肝
反射区

按摩方法　用指揉法按摩大脑反射区1～2分钟，以按摩部位发红或有酸胀感为宜。

按摩方法　用掐法掐按心脏反射区1～2分钟，以按摩部位发红或有酸胀感为宜。

按摩方法　用掐法掐按肝反射区1～2分钟，以按摩部位发红或有酸胀感为宜。

- ● 肝反射区
- ● 肾反射区
- ● 肾上腺反射区

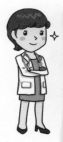

反射区功效

肝反射区养肝明目；肾反射区补肾强腰；肾上腺反射区祛风消炎。

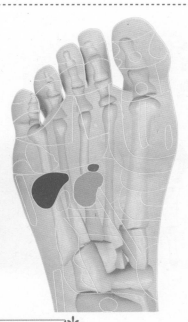

足部的反射区按摩

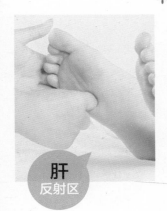

肝
反射区

按摩方法 用食指叩拳法顶压肝反射区2～5分钟，以按摩部位发红或有酸胀感为宜。

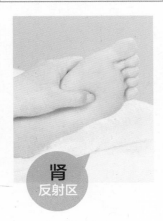

肾
反射区

按摩方法 用掐法掐按肾反射区2～5分钟，以按摩部位发红或有酸胀感为宜。

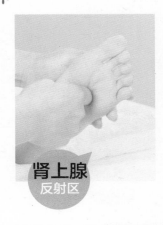

肾上腺
反射区

按摩方法 用食指叩拳法顶压肾上腺反射区2～5分钟，以按摩部位发红或有酸胀感为宜。

- ● 心反射区
- ● 肝反射区
- ● 脾反射区

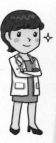

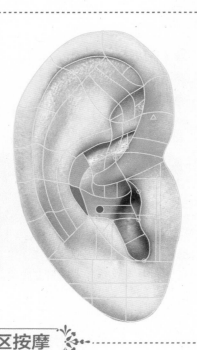

反射区功效

心反射区能理气止痛、强心通脉；肝反射区能养肝明目、理气调经；脾反射区健脾理气。

耳部的反射区按摩

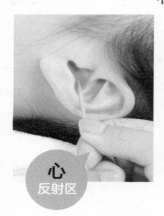

心
反射区

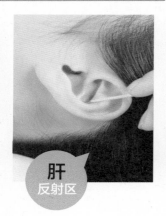

肝
反射区

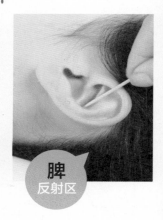

脾
反射区

按摩方法　用切按法切压心反射区1～2分钟，以按摩部位发红或有酸胀感为宜。

按摩方法　用切按法切压肝反射区1～2分钟，以按摩部位发红或有酸胀感为宜。

按摩方法　用切按法切压脾反射区1～2分钟，以按摩部位发红或有酸胀感为宜。